RÉPONSE

À Mr. M. C., Docteur Médecin,

ou

CONSIDÉRATIONS

SUR

L'ACTION THÉRAPEUTIQUE

DES PRINCIPALES

Eaux Minérales

DES PYRÉNÉES,

par M. Cyprien Camus,

D.r Méd. A CAUTERETS.

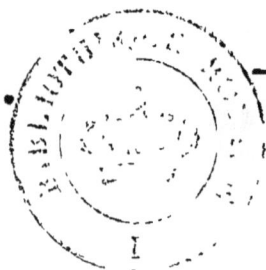

━━━━━━━━

AUCH,

IMPRIMERIE DE **P. ROGER**, Successeur de M.me veuve DUPRAT.

1835.

Monsieur,

Vous avez, dites-vous, visité les Pyrénées, parcouru nos lieux thermaux les plus renommés, causé avec nos savans des eaux et de leurs propriétés, imité nos fameux dans ce qu'ils appellent leurs analyses ; opéré à l'aide de vos flacons ces phénomènes presque magiques que le vulgaire admire et proclame ; vu des malades, les uns contrariés et furieux du traitement qu'ils ont subi ; certains à demi satisfaits, d'autres complètement satisfaits et manquant d'expressions pour dire leur reconnaissance ; malade vous-même, vous vous êtes complaisamment soumis à cet assemblage de bains, d'eaux, de douches des sources de divers pays et des établissemens du même endroit; vous n'avez négligé aucun des passe-temps réputés nécessaires, et nul n'y a mis plus d'importance et d'exactitude; vous avez enfin lu, relu, médité toutes les productions publiées sur ce moyen de guérison si multiplié, si répandu, si varié dans sa composition intime, d'un si facile usage, et vous dites ne rien découvrir de positif, rien de précis, rien de ce qu'il importe aux malades d'en connaître, pour savoir si les eaux utilisées ont des vertus certaines, si elles en ont d'identiques, de spéciales ; si elles en ont aussi d'absolument contraires ! Quoi ! les écrits de Bordeu, si judicieux (1), si spirituels ; tant de compilations éru-

(1) Sauf pourtant le passage peu philosophique de sa lettre à Mme *Sorbério* sur les eaux *bonnes*: « *bonnes*, dit-il, par *excellence* dans son langage » exagéré; Bonnes, ma patrie, celle de mon père, de mon oncle, qui ont » accru la réputation des sources ; la vôtre, votre patrie, celle de votre » frère le marquis d'Ossun. Vous avez près de ce lieu plusieurs domaines... » Nos bons paysans portent *la livrée de votre maison*; nos eaux en ont les » vertus ; elles soulagent *tous* les maux, etc., » passage ridicule sans doute d'un médecin d'ailleurs si distingué, trop sévèrement jugé par M. Longchamp, lui qui a noyé dans ses annuaires tant d'éloges déplacés, dignes tout au plus des annonces d'un journal, etc.

dites , de monographies pleines d'idées saugrenues
et systématiques ; tant d'annuaires remarquables surtout par les premières pages d'une préface et des
réflexions pleines de sens et de vérité sur tout ce
qui peut rendre de plus en plus le séjour des eaux
et la vie des baigneurs agréables et commodes ; tant
de précis , de recherches , d'opuscules , d'itinéraires ,
de guides enfin ; rien ne vous sert , tout est pour vous
comme non avenu.... En vérité , d'où peut naître
un pareil scepticisme , et n'est-il pas désolant pour
la pauvre humanité d'apprendre qu'il en est pour
elle de la Médecine , comme de tant de vaines scien-
ces ; comme de la politique ; qu'elle est jouée, trom-
pée , victime du plus vil charlatanisme ou d'erremens
d'hommes qui se sont mépris de bonne foi !

Nous ne partageons pas vos scrupules ni vos doutes.
Nous croyons au mérite de certaines de ces productions , à l'utilité d'un grand nombre de principes
qu'elles proclament ; nous croyons surtout à la vertu
des eaux. Nous convenons cependant que rien de
bien positivement déterminé n'est connu sur cette
partie importante de la thérapeutique , et qu'on le
doit aux prétentions des possesseurs des eaux minérales et des gens de l'art qui ont servi leurs vues et
leurs expédiens , et bien davantage , aux méthodes
suivies par les médecins les plus célèbres et les préjugés malheureux qu'ils ont consacré , et qui ont
actuellement parmi nous , peut-on dire , la force
d'une chose jugée. Remarquez , en effet , les ouvrages
publiés sur les eaux , les plus récents comme ceux de
l'époque la plus reculée ; à peu d'exceptions près, ils
semblent tous calqués les uns sur les autres (1) , le

_____

(1) Emettent-ils une opinion différente , aussitôt ils heurtent la vérité
dans les choses les plus simples et les mieux établies. Voyez , parmi
tant d'autres, M. Isid. B., écrire l'an dernier que l'eau de *Bruzaud*, à 32°,
est plus chaude que celle de la grande douche de *Barèges* qui en a 36,
mais qu'elle contient moins de *sulfure de sodium* que le bain de l'*entrée* de
ce dernier lieu ; ingrédient dont *Bruzaud* est entièrement privé (Orfila) ;

fond, la forme, tout en est visiblement identique, et l'on ne saurait adresser d'autres reproches aux auteurs qui ont écrit les premiers sur cette matière, que de n'avoir pu parler des établissemens récemment découverts dont on a cru de même devoir publier successivement les vertus et surtout les merveilles. A ce sujet, que de manœuvres viles à signaler et à blâmer ; que d'efforts inouïs sans résultat, vitement déjoués par le bon sens et le dévouement d'hommes consciencieux et habiles ! Sur ce point, vos réflexions ne sont point trop sévères, et l'on ne sait quoi déplorer le plus, ou des écrivains qui se jouaient ainsi de la crédulité des nécessiteux ou des dupes bénévoles qui donnaient, par vanité et malgré de continuels non succès, de l'importance à leurs prétentions mal établies. Cette façon de faire, bien des gens l'exercent encore ; vouloir l'empêcher serait folie ; de trop grands intérêts étouffent en eux la conscience et tout sentiment de délicatesse. Permettez donc qu'il ne soit question ici ni de rivalité de lieu, ni de personne ; je dirai la vérité pour tous, libre ensuite à chacun d'en faire autant.

Permettez aussi que nous passions vite sur ces lieux communs tant rebattus, que nous savons surabon-

---

Ecrire encore que la *Raillère* est plus légère et plus douce , mais moins *sulfureuse* et moins *chaude* à 32 degrés que les bains de *St-Sauveur* près de *Luz*, qui n'en ont que 28° Réa., et presque aussi souveraine que la *Buvette de Bonnes*. Dire enfin, que *Mauhourat* avec ses 40 et quelques degrés est presque aussi *chaude* mais *beaucoup moins usitée* que l'eau de *Lesquirette* et de *Larreseq*, des EAUX CHAUDES qui n'ont que 29°, et qui sont à peine fréquentées ou qui ne le sont, assure-t-il ailleurs, qu'en raison du médecin qui les dirige. M. *Isid. B.*, qui se récrie plus bas sur le ton d'assurance du confrère parisien qui avait prescrit les *bains du Mauhourat* à M. Orfila, est-il mieux au fait et plus exact que lui ? En ce moment, sans doute, il méditait sur cette *légèreté frivole* d'un public désœuvré qui ne sait pas saisir au-delà des surfaces l'habileté profonde des gens dont il veut bien se dire le consolateur. Mais qui possède sa perspicacité et peut comme lui apprécier les illustrations, déterminer les grandes vues thérapeutiques et disserter à la fois sur un dîner de Cauterets, et sur le teint basané des porteuses de nos pitances ? Heureux l'écrivain qui sait de la sorte allier de jolis détails à tout ce qu'a d'austère la science des maladies.... Celui-là seul guérit en amusant.

damment , et dont tous les écrivains ont cru ne
pouvoir point se départir ; sur l'historique de toutes les sources thermales connues dans les temps
les plus éloignés et chez toutes les nations ; sur la
nécessité des bains à cette époque, sur l'abus qu'en
fesaient ces peuples voluptueux ; le grandiose , et la
magnificence de leurs établissemens où se confon-
daient pêle-mêle le cynisme et l'immoralité des chefs
de l'état , des courtisans , des prostitués et du peuple;
spectacle révoltant , qu'il faudrait chercher à faire
oublier comme le nom des hommes profondément
pervers , qui en donnèrent les premiers l'exemple...
La mode , fondée sur le penchant à l'imitation ,
qui est une qualité non contestée de notre organisme ,
n'en était-elle pas la cause la plus puissante ? c'est
d'autant plus vraisemblable que d'autres croyances ,
des préjugés peu réfléchis firent fuir les bains avec
autant d'empressement qu'on en avait mis à les re-
chercher ; le besoin mal déterminé produisait ainsi
des excès contraires .. Mais l'instinct de la conser-
vation , cette autre loi puissante de notre être ,
ramenait , malgré elle , la société prévenue à l'usage
régulier et hygiénique des ablutions simples et jour-
nalières , et augmentait de plus en plus la confiance
dans les sources thermales. Aurait-il pu en être autrement ? L'imagination pouvait-elle n'être pas frappée
des qualités qui leur sont propres , des phénomènes
peu communs qu'elles produisent , et des guérisons
qui se renouvelant sans cesse , forcent à la reconnaissance et à une foi plus entière , n'importe l'explication dont on les accompagne.

Admettons donc pour toujours que l'emploi des
sources thermales remonte à l'antiquité la plus reculée ; que tous les peuples en ont vanté l'efficacité;
que , dans leur enthousiasme et dans l'ignorance où
ils étaient des ingrédiens qui les constituent , ils
les honoraient comme une émanation de la divinité :
Hercule , Priape étaient surtout les dieux sous la pro-

tection desquels les femmes devenaient fécondes et les hommes mieux portans et plus forts. A ces dieux succédèrent plus tard d'autres puissances occultes ; les fées et les génies eurent leurs adeptes ; des Saints, prônés par des prêtres cupides, les éclipsèrent à leur tour et firent oublier jusques à leurs noms. Mais dites-moi, qu'est aujourd'hui la chimie pour nos prévenus et les crédules du moment ? Sans hyperbole aucune, n'est-elle pas pour eux l'idole qui soutient leurs espérances et les porte à de pénibles sacrifices ?

Il était donc dans la destinée des eaux minérales de subir autant de changemens et d'interprétations diverses qu'il y a eu d'opinions transcendantes et variées en philosophie et en médecine. Il leur était réservé de voir l'empirisme brut ou des explications les plus hypothétiques servir, tour à tour, tous les genres de charlatanisme imaginés dans les vues les plus sordides ou par la confiance la moins concevable. Cette particularité offensante pour l'esprit humain prouve néanmoins, sans réplique, l'utilité des eaux thermales ; car, si des cures n'avaient eu lieu journellement, d'où seraient venues la conviction des uns, la confiance des autres, et pourquoi cet acharnement des médecins et des chimistes à vouloir faire coïncider les faits pratiques avec leurs ridicules théories ou leurs prétentions absurdes ?

Après maintes réflexions, tout en rendant hommage aux talents des chimistes nationaux et étrangers, aux *Bayen*, *Bergmann*, *Berzélius*, *Anglada* et *Longchamp*, etc. Vous n'avez rien trouvé dans leurs écrits qui puisse satisfaire un esprit logique ; leurs analyses plus précises ne servent pas davantage à l'appréciation des vertus de nos eaux. Ainsi, quand on dira qu'*au lieu seulement d'un sulfure alcalin*, *Luchon contient encore du gaz azote*, on ne fera pas mieux concevoir, pour cela, son efficacité contre les dartres et le rhumatisme, lorsqu'on sait que d'autres eaux qui ne contiennent aucune de ces substances les guérissent de même. La découverte d'autres principes qui a fait successivement la réputation de ces travailleurs ingénieux et provoqué l'engouement de beaucoup de médecins, a-t-elle mieux servi la science des maladies ? Egarés dans cette fausse route, trompés par défaut de réflexion ou par d'injustes préventions, n'en a-t-on pas vu qui avaient pour les eaux de la nature le plus souverain mépris et qui vantaient à outrance les eaux factices, ces produits de leurs essais informes, de leur subtile analyse ? Avant Bordeu, on conçoit de tels égarements, par la tendance des esprits à dédaigner la raison sensible des effets des eaux thermales et leur prédilection pour des chimères ; mais depuis, et lorsque la médecine a eu fait de vrais progrès, que les principes des maladies et leur siége ont été en partie déterminés et reconnus, cette obstination devient inexplicable et il importe de la signaler et de la combattre à cause du danger dont elle serait de plus en plus suivie. Avant d'aborder ces questions ardues, et pour répondre à tout ce que vous désirez connaître, deux mots s'il vous plaît sur la thermalité des sources médicinales et leurs autres principes constituans.

Dans un autre ouvrage, nous avons longuement discuté les théories les plus remarquables de cet accident singulier qui contribue puissamment à l'énergie de nos fontaines. Nous avons prouvé que la combustion des pyrites ou sulfures métalliques, toutes les réactions chimiques imaginables, l'électricité avec toutes ses modifications, même les suppositions ingénieuses du médecin Fabas n'expliquaient ni l'invariabilité de leur volume ni celle de leur température, et que l'existence des feux volcaniques était la seule opinion satisfaisante de cet intéressant phénomène qu'il est d'ailleurs si naturel de chercher à pénétrer. L'existence du feu central est hors de doute, sa force d'expansion est incalculable et malheureusement trop prouvée par des bouleversemens immenses et d'affreuses catastrophes survenues à des époques même récentes. Mais, malgré certains faits géologiques et l'opinion imposante d'hommes les plus transcendans, conçoit-on cette conflagration générale, et peut-on, quand on ne veut rien exagérer, attribuer et assimiler les monts de formation première et ces masses gigantesques à ces amoncèlemens partiels et successifs de ponces, de laves et de scories qui, chaque jour et insensiblement, ajoutent à la hauteur première des monts qui les rejettent de leur sein? Que l'esprit d'hypothèse doit être entraînant pour forcer ainsi toutes les analogies, porter à méconnaître les faits négatifs les mieux prouvés et considérer comme indifférent le gisement des divers terrains et les mille et un accidents dont le passage de la mer et sa formidable puissance donnent seuls une explication plausible! Quoi! toujours des agens destructeurs, des mouvemens désordonnés pour expliquer de si remarquables phénomènes! La chaleur égale de nos eaux, leur limpidité constante, leur volume régulier seraient le résultat de secousses violentes d'une masse incandescente et agitée, qui, positivement dans ce que nous en savons, ne produit sans cesse que désordres et bouleversemens sans forme ni symétrie; et nos belles montagnes, avec leur fraîcheur et leur pose admirable, seraient aussi l'œuvre d'un tel principe? Ah! disons, au contraire, que si tout se passe dans nos monts avec cette régularité consolante, c'est que ce foyer est impuissant contre des masses énormes; qu'elles ne seront point vaincues, et que, sous cette protection, continuera d'avoir lieu avec précision et uniformité le jeu singulier de leurs alliances.

C'est au feu central et à la force d'expansion qui en émane, que M. M***, écrivain spirituel et médecin

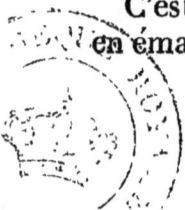

spéculatif fort habile , mais frondeur (1) , attri-
bue la température des eaux et sa permanence ;
elle est produite ou directement par les fournaises
volcaniques ou par la gazéification rendue facile
dans les gouffres souterrains par la compressibilité
des masses et l'éloignement des courants naturels
qui finissent cependant par surgir à la surface.

Cette explication nous avait toujours séduit , et
avec les circonstances dont M. M *** l'accompagne ,
elle est plus vraisemblable encore ; mais pour la
goûter , il faut admettre l'existence des volcans dans
des lieux où l'on n'a d'autres preuves que la présence
des eaux elles-mêmes ; des courants divers et des cheminées sans nombre , composées les unes de matières
bonnes conductrices du calorique , les autres mauvaises , lorsque dans ces profondeurs , tous les terrains sont identiques ou à peu près. Il faut admettre
que par l'effet des tremblemens de terre et des bouleversemens dont nous avons parlé , toutes les fontaines thermales changent et s'altèrent , ce que je
nie formellement pour les nôtres , et convenir également que le terrain primitif repose sur la matière
ignée centrale ou volcanique , lorsqu'on sait que ceux-
ci alternent et s'enchevêtrent avec ceux de transi-
tions ; et puis enfin , si les eaux minérales sont en
toutes choses le produit des combustions souterrai-
nes , dont les éléments premiers doivent tarir et taris-
sent , en effet , puisque d'anciens volcans sont éteints
et oubliés ; pourquoi dans ces localités les eaux sont
elles encore chaudes et minérales ? On conçoit un
pareil résultat d'un volcan en travail souterrain ou
visible ; mais un volcan refroidi ne saurait rien produire ; et de même , sur quoi s'étaye-t-on pour nous
faire accroire que les eaux gazeuses et les salines
furent jadis toutes sulfureuses et maintenant dégé-

_____

(1) En analysant son livre , nous allons traiter toutes les questions qui
regardent nos thermales.

nérées ? Quelque tradition le mentionne t'elle ? Est-il un seul écrivain qui en parle ? Quoi! Carlsbad, Vichy, le Mont-d'Or, Bagnères seraient des eaux dégénérées et différentes de ce qu'elles furent jadis? Mais, si avec l'extinction des feux souterrains, leurs ingrédiens ont ainsi changé; pourquoi leur chaleur est-elle encore considérable et vraisemblablement toujours la même? Dire que la gazéification y supplée est un contre sens ; car, peut-elle avoir lieu, si la cause qui la produit s'éloigne ou disparaît? Non, cette théorie n'est point la vérité; par elle, nous ne concevons pas mieux pourquoi l'eau minérale très-chaude ne bouillonne pas plus vîte que l'eau commune ; pourquoi elle se refroidit plus lentement et dégage ses gaz avec moins de facilité ; pourquoi de même, elle rend aux végétaux fanés, leur fraîcheur naturelle ; pourquoi, très-chaude, elle ne cause à la bouche ni à l'estomac aucune impression désagréable, tandis qu'à des degrés inférieurs, l'eau commune brûle et cause des accidens fâcheux ; comment enfin, les bains minéraux loin d'affaiblir, fortifient et causent à l'économie entière des impressions de douceur et de plaisir, qu'on attendrait vainement des bains d'eau commune. Voilà des phéno-mènes bien remarquables sans analogues, qui éta-blissent surtout entre elles et les eaux factices des différences désespérantes.

Ainsi que vous et vos dévanciers M. M*** a donc cherché à dérober à la nature son secret, et c'est comme plusieurs d'entr'eux, au feu central qu'il attri-bue la thermalité des eaux; mais nul n'insiste sur ce point avec autant de complaisance, et l'on est en droit de supposer comme il le dit lui-même, qu'il attache à cette explication la plus grande utilité. Tout autre motif, en effet, serait par trop futile ; la vanité la plus présomptueuse pourrait-elle se targuer de dé-couvertes éparses et publiées, quelque talent qu'on mette à les coordonner et à en faire une doctrine.

M. M*** d'ailleurs a tant d'autres beaux côtés! mais, cette utilité, sa géologie fut-elle la vérité la mieux établie, nous ne la concevons pas ; car, après tout, que nous importe que les eaux soient chauffées de cette manière ou d'une autre? cela ajoute-t-il à leurs vertus et l'excitation, par exemple, en est-elle plus active et plus sûre? Non, ce n'est pas l'énergie qu'il faut considérer dans la chaleur des sources, mais bien une certaine spécificité qui fait qu'elles sont tolérées par nos organes avec délectation à des degrés où l'eau commune nuit toujours et qui, combinée avec les autres principes, en fait un tout dont l'action bienfaisante n'est pas exclusivement l'excitation, quoiqu'il en prétende.

Si, en général, rien n'intéresse que ce qui est vrai, et si rien n'est vrai en médecine que ce qui a pour base l'observation et l'expérience, une fois pour toutes, les physiciens et les chimistes devraient bien, sous le rapport thérapeutique du moins, nous faire grâce de leurs recherches et contestations, s'entendre sur leur mille et une disparates, tourner leurs vues sur d'autres points et employer leur beau talent à l'application convenable de ces eaux qu'ils morcèlent, divisent, dénaturent sans jamais se douter que l'appréciation isolée de chacun des principes qu'ils découvrent, ne peut rendre raison de la vertu du composé, objet perpétuel et tourmentant de leurs investigations. Leurs analyses ne sont ni vraies ni ressemblantes ; ils en conviennent. Les habiles du métier désintéressés et consciencieux avouent même l'insuffisance de leurs appareils et de leurs méthodes et se rient de ceux qui prétendent que dans ce genre l'*art est l'émule de la nature*, et que leurs données sont assez positivement fixées pour créer des eaux pareilles ; des eaux pareilles ! Mais les naturelles sont claires et limpides, et les leurs sont troubles, puent et déposent ; les naturelles sont onctueuses et l'art n'a pu jamais imiter cette matière

végéto-animale si propre à mitiger leur trop grande
énergie ; les naturelles possèdent des ingrédiens divers et nombreux , et toute eau factice , *à base de
chaux* , est dangereuse et prohibée.. Mais dussent
ces difficultés n'être pas insurmontables et leur analyse n'être pas une illusion , leur résultat serait sans
utilité pratique et tout-à-fait une vaine science.

Il y a vingt ans lorsque , pour la première fois ,
je publiai que l'*eau minérale* ne devait être , pour le
praticien , qu'un *médicament simple* , un coup mortel
fut porté aux décompositions chimiques ; M. *Alibert*
l'adopta , non pas d'une manière aussi absolue , mais
ses restrictions n'en sont que plus concluantes (1).
M. M*** lui-même part de l'intime connexité de
leurs principes pour ne point voir en elles un *remède composé* , agissant chacun différemment , mais
bien à la manière d'un médicament simple , quoique
les effets de cette action puissent être multiples. En
effet , connaître les ingrédiens des eaux , leur nombre et leur nature est toujours le but unique d'une
analyse quelconque , et elle ne devient indispensable que lorsqu'on peut employer séparément chacun
des corps reconnus , et remplir , par cette simplification , avec un égal avantage ou mieux encore ,
une indication déterminée. C'est ainsi que certains
principes du quinquina , de l'opium , de la soude ,
sont devenus d'un emploi si facile et si général.
Mais ne prenez de nos eaux que les gaz qu'elles re-
cèlent et ce remède bienfaisant deviendra pour vous

_____

(1) A ce sujet, du reste, savez-vous si M. B. a suivi les conseils qu'il
lui donne et consigné quelque part les observations sur l'*alcalinité* des
urines des buveurs ? Son zèle n'a pu rester stérile , tous les *Rouelles* modernes ont dû le seconder dans ce moyen nouveau d'agrandir les données
thérapeutiques. Toutefois , nous n'imaginons pas ce qu'aurait pu faire
Bordeu , auquel notre professeur l'accole , d'une semblable découverte. Il
est ordinaire , en effet , aux malades , lorsque les eaux favorisent cette sécrétion abondamment , sans chaleur ni douleur aucune , de les rendre
claires et limpides et presque sans odeur , n'importe le siége et la nature
de l'affection. Les cas où elles nous ont paru sensiblement alcalines ne
sont pas les plus communs.

un poison subtil ; n'avalez que l'alcali ou certains
de leurs sels et leur action sera nulle ou désagréable.
Faites qu'elles ne contiennent que le calorique et
la glairine, et ces eaux deviendront nauséabondes
et vomitives, tant il est vrai qu'elles ne seraient
plus elles-mêmes sans la réunion de leurs corps divers et leur intime combinaison.

Admettez-donc ce langage simple et vrai, si vous
voulez, décidément, étouffer l'empirisme et cesser de
mériter le titre de trompeur ou d'ignorant ; oubliez
jusqu'au nom des substances que contiennent nos
fontaines et n'accordez plus aux unes des vertus
purgatives, aux autres la propriété de fondre, d'in-
ciser ; au plus grand nombre celles de porter aux
urines, à la transpiration ; à quelques-unes, celles
d'agir comme pectorale ; si ces qualités ne sont pas
constantes et exclusives. Ce vocabulaire serait insou-
tenable, par trop vulgaire et paraîtrait basé sur des
théories humorales surannées, l'*excitation* y étant
négligée ou méconnue ; vous seriez un empirique
et presque l'égal d'un charlatan, si vous complétiez
l'omnipotence médicatrice de nos eaux, en les con-
sidérant encore comme toniques et astringentes,
douces et vulnéraires, façon de voir paradoxale,
s'écrie M. M***, et qui ne mérite toutefois ni mépris ni dédain ; attendu qu'elle n'est pas entièrement
opposée aux faits pratiques, et qu'elle n'a d'autres
défauts que de généraliser trop amplement.

Il fut donc naturel jadis comme aujourd'hui, au
simple aperçu du phénomène, d'attribuer une vertu
vulnéraire à la source qui guérit une plaie ; de la
prôner comme diurétique, pectorale, emmenago-
gue quand, par son usage, des règles supprimées ont
reparu, des toux ont cessé, une ascite ou toute autre
congestion a été détruite par des urines copieuses.
Direz-vous qu'elle n'est point tonique si par elle vous
devenez agile et fort. Adoucissante, si par elle la
peau devient onctueuse et souple au lieu de rude et

sèche qu'elle était? Enfin tempérante et anti-spasmo-
dique ou tout autre encore, si par son emploi de
vives douleurs cessent, des maux convulsifs n'ont
plus lieu; si toute autre indication saillante dispa-
rait pour toujours? Cette façon de dire a été et sera
toujours le langage des malades, et si vous n'êtes
pédant avec eux, pouvez-vous sans inconvénient,
vous exprimer d'une autre manière? Quand on fait
un livre sur un pareil sujet, on écrit autant pour
eux que pour les gens de l'art; on désire surtout,
leur être utile et prévenir les abus qu'ils font d'un
tel remède, et rien ne les vexe davantage que les
expressions techniques; et vraiment qu'en pensez-
vous? Un médecin questionné par une personne
hystérique, aurait-il bonne grâce à lui répondre:
« Madame, vous trouverez votre guérison dans l'ex-
» citation révulsive des eaux de la Raillère. » Ou je
me trompe fort, ou cette femme à moins d'être une
Bianca ou une *Sambuco* poufferait de rire, chan-
gerait de conversation ou trouverait peut-être dans
cette expression la cause de convulsions nouvelles.

Mais, existe-t-il une source semblable, et la même
eau peut-elle fortifier les uns, adoucir et calmer les
autres? Conçoit-on des vertus aussi opposées? Le
concevoir?.. Là n'est pas la question, et si de pareils
résultats sont obtenus malgré vous, il faudra bien
le croire, si d'ailleurs l'état morbide dans ces deux
modifications a été bien déterminé et les sensations
parfaitement rendues; il siérait mal de le nier,
mille faits l'attestent chaque jour dans nos établissemens. Ainsi disais-je, en établissant, il y a des
années, la proposition suivante: un homme a des
dartres, l'ardeur et le prurit le déchirent, aucune
autre indication ne se présente. On l'envoie à *Luchon*,
à *Barèges*, à notre *Pause*: tous les symptômes s'ag-
gravent; il va au *Pré*, à *César*, résultat pire.
Que conclure de l'action de ces eaux? N'est-ce pas
qu'elles ont irrité? Qu'y a-t-il là de vague et d'indé-

terminé? Le malade vient à la Raillère, son mal diminue et guérit. Que conclure de ce dernier fait? Sans doute, que si les vertus toniques de la Raillère sont établies par d'autres faits, tous ceux qui ressemblent au précédent, attesteront qu'elle est moins irritante que *Luchon*, *Pause* et le *Pré*; c'est en suivant cette même marche, que *Rieumiset* a présenté des cures de dartres que la *Raillère* avait exaspéré.

J'étais faible, vous dira ce jeune homme énervé; le moindre exercice me fatiguait; je suais à tout propos; je n'avais nul appétit, le moindre aliment me causait la diarrhée ou me faisait vomir; ma maigreur était extrême et je pensais à peine. La Raillère m'a rendu l'appétit, l'embonpoint et les forces; tous les accidens ont cessé; je saute et promène; je mange et travaille, et le fais avec aise et plaisir.

J'éprouvais de vives douleurs aux extrémités, vous racontera cette fille pâle et desséchée. Je souffrais aussi des entrailles, et ressentais tour à tour ou une faim canine, ou un dégoût absolu; l'odeur du musc, du café, ou une contrariété légère me causait le hoquet, du tremblement ou des convulsions; nul remède ne m'avait soulagée: les bains de la *Raillère* m'ont guérie. Pourriez-vous dans ces deux cas contester la vertu *tonique* et *tempérante* de cette fontaine? Sans doute, ce simple énoncé ne suffit pas au médecin, et pour lui, le *comment* de ces deux guérisons doit être saisi et expliqué. Nous reviendrons longuement sur ces considérations de haute médecine; disons, en attendant, et j'en conviens, que cette langue du peuple, quoique basée sur des faits et prise dans une acception établie, les médecins n'auraient dû jamais s'en servir. Vains regrets! l'indifférence des uns, certaines dispositions réfractaires à tout raisonnement rigoureux du plus grand nombre même, les arguties de l'école sur les causes prochaines des maladies, favorisèrent ces sortes d'interprétations que l'habitude maintient encore et qui pourraient bien ne pas finir, malgré les bons fondemens assurés à l'étiologie et notre aversion actuelle pour les hypothèses mécaniques et chimiques ; du reste, est-il un médecin instruit que des données aussi vagues guident jamais dans les prescriptions qu'il fait d'une source connue ? Pour lui la science des maladies ne consiste point en de vaines dénominations et la thérapeutique en des substances arbitrairement qualifiées.

Non, ce ne sont pas là des torts réels ni des motifs valides d'une critique acerbe, de rabachages fatigans et d'une prolixité sans exemple dans le but avoué de faire prévaloir des vues particulières, exclusives, erronées par conséquent dans les cas les plus nombreux, et dans celui de mieux établir que jusqu'à lui, M.ʳ M., les médecins n'avaient pas eu le sens commun ni rien dit qui vaille, sur les eaux, ce qu'il a démontré assure-t-il jusqu'à l'évidence. Un tel langage, direz-vous, suppose une certitude complète, et je devine votre impatience de connaître cette heureuse trouvaille qu'il vous paraîtra singulier que personne n'ait fait avant lui et qui rend dans son entier, dit notre auteur, la pensée de *Bordeu* et très-facile la théorie et la guérison des maladies chroniques .... Expliquer la manière d'agir des eaux dans toutes les circonstances ; assimiler dans leur action les sulfureuses avec les salines, les acidules avec les martiales ; réduire leurs propriétés à l'*excitation* seule, ou bien à l'*excitation* révulsive, et quelquefois aussi à la *diffusion*, lorsqu'il n'y a pas de matière évacuée ou tout autre signe critique, voilà son secret, et les trois mots magiques à l'aide desquels il a battu ses devanciers, et rendu palpable la vertu de nos fontaines ; chose facile à concevoir assurément et qu'il a cru bon toutefois, pour se ménager sans doute le plaisir de parler de toutes choses, même du péché originel et des crachats des

Spartiates ; de tourner et retourner de mille maniè-
res et d'accompagner de développemens inductifs
d'une étendue de 259 pages grand in-8°. Nous ne
saurions l'imiter dans sa faconde , vous ne l'exigerez
pas non plus ; M.ʳ M. laisse d'ailleurs peu à glaner,
et vous ajouteriez à notre embarras , vu , surtout,
l'habitude que nous nous sommes faite de ne jamais
écrire que les choses essentielles , laissant à nos lec-
teurs le plaisir de faire l'application de nos principes.

Prises en bains ou avalées , nous avions cru que
leur action plus ou moins stimulante se bornait toujours à des titillations , à des impressions particulières sur la peau ou les premières voies , et que de
ces deux organes s'irradiait l'action bienfaisante qui
fait le sujet de nos écrits. Il plaît à Mʳ M. de la
concevoir différemment et de commettre à ce sujet
une véritable hérésie médicale. Pour lui , en effet,
l'*excitation* n'est due qu'à l'absorption de leurs ingrédiens, et comme ils sont de leur nature inassi-
milables , à l'exception de l'eau elle-même je pense,
il advient que circulant, voyageant avec le sang et
la lymphe jusques aux derniers recoins de l'organisme , les gaz et les sels déterminent partout le
désordre et l'agitation, sauf quelques cas où la guérison se fait long-temps attendre. Ici tout se passe
d'une manière régulière et sans trouble , l'accord et
l'harmonie s'établissant de suite entr'eux et la vitalité
de nos organes, comme si les effets prompts ou
tardifs mais durables de nos eaux pouvaient n'être
pas le résultat de ces seules impressions et du retour
harmonique des sympathies. Et ne sait-on pas que
si ces substances franchissaient les bornes de l'absorption , elles seraient nécessairement élaborées,
qu'elles n'agiraient plus à la manière des irritans
et qu'il n'y aurait plus d'excitation produite. La
circonstance d'en être bien ou mal impressionné et
instantanément , s'accorde-t-elle d'ailleurs avec les
effets de l'absorption toujours lents et embarrassés

de leur nature ? Et ne trouvez-vous pas 'étrange , qu'après s'être fortement élevé contre ceux qui expliquent l'action des eaux par les mouvemens attractifs et répulsifs qui s'opèrent entre les molécules organiques et les molécules minérales , introduites dans l'économie animale par l'usage des eaux et l'action électrique , M. M*** l'adopte ensuite en entier et fonde sur elle l'excitation ?

Mais où donc est la nouveauté dans l'admission de ces interprétations tant redites ? Le sens en était-il méconnu ou négligé avant la publication de ses recherches , etc. ? Et le rationalisme empirique qui a pour principe d'observer et de rassembler , mais qui déteste les subtilités et les divagations , dédaigne-t-il les explications plausibles ? Sa pensée constante n'est-elle pas d'approfondir l'étude des phénomènes de la vie ; de déterminer la liaison intime des faits , la corrélation de leurs symptômes avec les altérations organiques cachées , leurs causes éloignées et la thérapeutique ? Et dans les changemens physiologiques que la plûpart des sources minérales déterminent , leur action stimulante sur les tissus vivans est-elle passée inaperçue ? La révulsion et ses effets , comme conséquence de cette même stimulation , n'a-t-elle pas été de tous les temps positivement déduite et mise hors de doute par les expressions tonique , sudorifique , détersive , diurétique dont tous les Médecins se sont servis à leur sujet ? Ne sont-ce pas là des modes particuliers d'excitation , et le caractère de spécialité qu'ils désignent en dément-il l'action excitante comme on se plaît à le répéter ? Qu'il serait sage toutefois de ne pas s'assujétir ainsi à l'influence des mots , lorsque surtout ils n'expriment point d'idées nouvelles ; mais il n'est pas une expression si importante dans l'opinion de Mr M. dont nous ne nous soyons nous-même , dans des vues semblables , servi dix années avant lui. Et nous en réclamerions la priorité , si ce mode

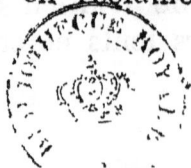

d'explication n'était basé sur l'observation de tous
les temps et l'analyse journalière de la façon d'agir
d'autres eaux et d'autres substances stimulantes.

Vous savez déjà que M. M*** n'a pas devers lui
des faits propres à fonder ses vues théoriques ;
chose regrettable assurément, s'il en fût jamais,
car lui seul pourrait les publier complets, en style
convenable et point vieilli ; il pourrait surtout
écarter de ses écrits toutes ces préventions qui dé-
truisent la confiance, n'étant, lui, guidé par aucune vue sordide, aucun intérêt particulier ; ni
par cette coupable prétention de vouloir que l'établissement dans lequel on réside, puisse remplacer
tous les autres, même les dépasser en vertus ;
accusations dont il gratifie poliment ses confrères,
les médecins des eaux. Selon ses conseils, s'il vous
advient d'en écrire, ne vous bornez point à préciser
les élémens des maladies et leurs complications ;
toutes les circonstances d'âge et de tempérament ;
les maux antérieurs, leurs causes présumées et leur
traitement ; dites surtout, si le malade est rustre
ou muguet, noble ou roturier ; femme ou fille ;
l'omission serait grave : on ne traite pas un Dandy
comme un paysan. Bien plus, et pour chaque cas,
écrivez des volumes, soyez diffus ; mais gardez-vous
d'imiter les prôneurs d'eaux minérales, que la guérison seule intéresse.

Telles qu'elles néanmoins, notre auteur s'est servi
de nos observations et nous ne voyons pas que ce
soit au détriment de ses vues théoriques. Mais,
nous nous permettrons de lui faire oberver qu'il
eût pu mieux choisir et citer, par exemple de mes
opuscules, des cas où l'*excitation* seule, l'*excitation*
avec *révulsion* ou l'*action diffusible* sont positivement
exprimées et diminuer d'autant ses commentaires ;
d'autres pouvant suffisamment fournir à sa loquacité
et à ses pointilleuses réflexions. Page 150, en effet ;
ne dis-je pas à l'occasion d'une névralgie guérie par

l'emploi combiné des opiacés et de l'eau de la *Rail-lère*, contre laquelle *Pause* et les vésicatoires avaient vicieusement agi : « La *Raillère* plus amie des sensibilités anomales, en portant de douces stimulations sur tous les points, à la façon des *diffusibles*, a détruit la condition qui avait rendu dangereux *les révulsifs énergiques*, donné à l'estomac le *ton* que lui enlevait la douleur fixée à la face ; de la sorte, l'opium a pu produire son effet accoutumé et provoquer des sueurs abondantes, véritable crise de l'état nerveux. »

Page 159, et dans un cas de *sinoque* chronique, résultat d'une anomalie de l'irritabilité ou d'une irritation profonde des artères sans ulcération apercevable, je demande s'il n'y avait qu'irritation chez ce malade et quel était son siége ? « A l'aide de nos
» eaux et de nos analeptiques doux, nous avons
» déterminé des impressions qui ont régularisé les
» forces ; les demi-bains surtout ont *révulsé* l'éré-
» thisme vasculaire en titillant la peau, et, prouvé
» par l'éruption qui eut lieu la 2.e année, jusqu'à
» quel point ils y fixèrent le travail excréteur et
» favorisèrent tous les mouvemens centrifuges. »

» *Page* 175. Et concernant un jeune homme hé-
» mopthisique, tourmenté durant quatre ans par
» des vomissements, des sueurs, la suppuration aux
» oreilles et la surdité ; une diarrhée présumée coli-
» quative, la fièvre, des éruptions à la peau, phé-
» nomènes provoqués par la disparition subite d'une
» gale, traitée par des topiques répercussifs. Je fais
» observer qu'il n'est point facile de concevoir cette
» maladie qui dans sa marche a affecté tant d'or-
» ganes : faut-il ne voir dans les phénomènes de la
» poitrine dont la durée n'a jamais été interrom-
» pue ; dans les vomissemens qui eurent lieu dès le
» le début ; dans la diarrhée qui porta un si grand
» coup à l'état des forces ; dans la suppuration de
» l'oreille qui fut jugée bienfaisante ; faut-il ne voir

» dans tous ces accidens qu'une *simple métastase ?*
» Ou bien la peau ne les a-t-elle provoqués qu'en
» réfléchissant sa propre irritation sur les organes
» qui entretiennent avec elle de vives sympathies ?
» Ce mécanisme de sécrétions exagérées, était-il
» pour la nature un égout conservateur, lorsque
» des circonstances atmosphériques et l'état parti-
» culier de la peau s'opposaient à une ample érup-
» tion qu'on vit toujours se former pour un mieux ?
» Où bien encore, ces catarrhes à siége différent
» provoquaient-ils les éruptions au lieu de recevoir
» leur influence ? Enfin les boutons étaient-ils galeux ?
» Je me résume et je dis que, quelque opinion qu'on
» adopte sur l'origine des indications essentielles de
» cette opiniâtre maladie, il nous semble important
» de faire remarquer que des améliorations sensibles
» ont été produites 1.º à différentes époques ; 2.º
» toujours par des éruptions ou par des évacuations
» intéressant vivement l'action sécrétoire, ou par
» des suppurations spontanées ; 3.º que le mieux
» être était instantanément ressenti ; 4.º enfin que
» l'influence du printemps sur l'organe pulmonaire
» n'a cessé de se faire reconnaître ; particularités
» qui ne s'accordent point avec l'admission de *lésions*
» *graves ;* de *phlogoses ulcéreuses ;* de *tubercules sup-*
» *purants*, et qui pouvaient bien n'être que le ré-
» sultat d'une vraie *diathèse ;* d'une disposition de
» l'organisation acquise ; telle qu'il n'est point rare
» d'en voir survenir après la gale, et d'où dépen-
» dait sans doute cette série singulière d'affections
» voyageuses. Quoiqu'il en soit : augmenter l'action
» sécrétoire afin d'éliminer les produits de la *dia-*
» *thèse ;* c'est-à-dire provoquer des *excitations révul-*
» *sives*, afin de prévenir de fâcheuse congestions,
» en même temps, qu'on éviterait d'exaspérer l'irri-
» tation dont elle s'accompagnait, tel dût être et
» sera toujours le plan de traitement d'une sembla-
» ble maladie. »

Si ces extraits ne vous fatiguent point , permettez-
moi de vous mander encore que M. M*** n'a nulle
part dans ses interprétations nombreuses , mieux
établi l'action stimulante de nos eaux que , je ne le
fais pag. 178 , à l'occasion des *brouchites chroniques.*
« Le succès constant de nos eaux , écris-je , contre
» ces sortes de maladies prouve jusqu'à quel point ,
» elles diffèrent des *inflammations franches ,* dont
» les membranes muqueuses sont aussi susceptibles.
» Quoi qu'en puissent dire nos novateurs , on ne
» saurait sans nuire , envisager la réaction passagère
» qu'elles manifestent , comme une inflammation et
» leur appliquer le même traitement. L'*asthenie,*
» au moins locale , est si bien leur essence que c'est
» elle qui ralentit leur force d'excrétion , et entre-
» tient cette sorte d'engouement où elles sont alors.
» Car , si avalées ou administrées en bains partiels ,
» nos eaux ne soulageaient , qu'en provoquant de
» fortes transpirations ou des urines abondantes ,
» on concevrait leur mode d'agir comme *révulsif.*
» Mais dans les cas où leur impression sur l'estomac
» et la peau se réfléchit exclusivement sur les pou-
» mons ; lorsque l'expectoration est prodigieusement
» avivée sans douleur aucune , ni autre signe fâ-
» cheux , et qu'au contraire , elles font cesser
» la dispnée et procurent un sentiment de force et
» de bien-être , pouvons-nous y voir autre chose
» qu'une *excitation directe?* Si par suite , la peau
» s'assouplit et excrète plus régulièrement ; si les
» reins gagnent en énergie on rattrapent leurs sym-
» pathies avec les voies gastriques ; si toutes les fonc-
» tions s'exécutent avec plus d'ensemble ; n'est-ce
» pas encore , un résultat de la même excitation?
» Bien plus ; l'idiosincrasie des sujets , la nature des
» causes et le danger des médications douces et émol-
» lientes ne militent-ils pas en faveur de l'*asthenie?* »
J'ai vu un nommé *Duclos* atteint d'une fistule au
thorax , côté droit , résultat d'un empième négli-

gé, terminaison fàcheuse mais prévue, d'une pleu-
résie des plus intenses ; se portant d'ailleurs très-
bien, éprouver un écoulement plus considérable
de pus dans un bain entier de la Raillère et après
la boisson de ses eaux ; les demi bains au contraire ralentissaient la sécrétion du pus ou dimi-
nuaient les facultés contractiles des poumons ;
de telle sorte, qu'il n'y avait d'évacuation produite que par l'effet de la toux ou de fortes expi-
rations *affectées*. Cette fistule n'a pas complètement tari, mais elle est de beaucoup diminuée.....
Ce fait ne prouve-t-il pas la nécessité de faire con-
courir l'action des demi bains ou des pédiluves
avec la boisson de nos eaux. De commencer même
par ces dernières, ainsi que nous le faisons souvent, même dans les pulmonies avec irritation
artérielle hémorragique ; et contrairement à ce
qu'on nous dit des Eaux Bonnes où les bains sont
si rarement prescrits, et où il est si difficile d'en
avoir.

Si, du reste, des remarques semblables n'accom-
pagnent pas toutes les observations où l'incitation
est saillante, c'est que j'avais intérêt à ne pas tomber dans des redites fastidieuses, et que j'en étais
naturellement dispensé par suite des considérations
générales consignées préalablement dans l'article re-
latif à chaque source. Mais partout vous y voyez
établi, dans des cas analogues à ceux que M.ʳ M.
se plaît à commenter, que c'est en stimulant tous
les systèmes, en avivant la circulation, en générali-
sant l'action vitale concentrée sur un organe exclusif;
en provoquant des évacuations relatives ; même un
véritable état fébrile que nos eaux changent la disposition actuelle de nos organes et ramènent leur
vitalité à un ordre plus régulier d'exercice. N'importe le mot dont on se servira (écris-je, page 211)
pour exprimer la manière d'agir de nos thermales,
qu'on veuille bien remarquer leur vertu singulière

pour *exciter* et donner lieu à des évacuations, à des perturbations critiques, soit à la peau, soit sur un point quelconque du système muqueux, selon la nature et le siége des maladies, tout autant néanmoins que les organes n'auront pas encore subi d'altération profonde et que les malades y aient recours avant d'avoir atteint ce degré de dépérissement contre lequel il faudrait presque la puissance créatrice de la nature.

A ce sujet, rappelez-vous que, pour l'utilité pratique, l'eau minérale doit être considérée comme un remède simple : idée mère, fondamentale, adoptée déjà par notre auteur, pas d'une maniere tellement arrêtée toutefois que sa versatilité ne doive surprendre. « Un malade qui fait usage de n'importe
» quelle eau, s'imprègne, assure-t-il, de toutes ses
» qualités. Le calorique, les principes fixes, le gaz,
» tout est reçu à la fois dans l'organisme; langage
» éminemment rationnel, tout aussitôt combattu
» par la résolution où il sera toujours de distinguer
» dans leurs propriétés celles qui dépendent de leur
» thermalité ou qui proviennent de leur agrégat
» chimique : l'excitation générale devant être attri-
» buée au *calorique* à un haut degré et à des élé-
» mens plus rapprochés et mieux dissous, et l'ex-
» citation spéciale à la présence des substances miné-
» ralisatrices ». La chaleur seule guérissant les rhumatismes et le soufre les maladies cutanées, propriété que lui dispute l'alumine ; ailleurs, l'azote rend indigestes certaines de nos sources ; plus loin, l'acide carbonique seul endort, enivre et guérit, ou le bicarbonate de soude rend les urines alcalescentes ; la soude pure opère des miracles à Barèges, ou son sous-carbonate leur donne l'onctuosité ; dépossédant ainsi la *gélatine* que l'on ne considère plus comme le produit des débris de certains corps vivants, mais comme résultant de combinaisons chimiques entre quelques ingrédiens constans de ces eaux, sous l'as-

cendant des conditions propres au travail souterrain
(1), pouvons-nous, à notre tour, ne pas nous écrier :
quelle dissection ! quel chimisme ! et nous deman-
der si c'est avec de telles misères qu'on prétend préciser les vertus de nos eaux et faire des révolutions
en pathologie ? L'avez-vous sitôt oublié ? Adoptant
notre opinion, page 115, assigner la vertu de chaque
ingrédient, vous paraît impossible ; faire abstraction
des autres propriétés pour ne voir que l'action d'une
seule, lorsqu'elles agissent ensemble, est une erreur ;
l'expérience, en outre, dément vos assertions. La
Raillère est, en effet, peu thermalisée et grand nombre de rhumatismes y guérissent ; elle est de plus très-
sulfureuse, assurez-vous encore, et cependant, elle
guérit bien rarement les affections herpétiques, au
moins les bien vieillies ; *Bonnes* très-sulfureuse aussi
et peu chaude, ne guérit ni l'un ni l'autre ; et *Luchon*, peu chargé de soufre, mais très thermalisé,
atteint les dartres avec succès et guérit peu de rhumatismes. Ce n'est donc que de la combinaison intime des ingrédiens des sources, que découle leur
action bienfaisante, et leur spécialité ne tient qu'à
l'idiosincrasie des individus et à leurs maux divers
et compliqués.

Fatigué de discourir sur l'excitation, abordons
une autre propriété essentielle de nos eaux minérales, vous l'ignorez peut-être, mais notre grief le
plus répréhensible consiste à leur avoir reconnu
une vertu tempérante, c'est-à-dire qu'elles sont susceptibles de ramener la puissance de la vie à son
type normal, et d'en régulariser l'exercice autrement que par des perturbations et une excitation
générale et désordonnée. Les faits sont là pour le
prouver et contre eux viennent se briser les théories

(1) Explication hypothétique, claire et satisfaisante, vous dit-on, et à
laquelle je ne trouve d'autre avantage que celui de rendre de plus en plus
embarrassante la fabrication des eaux factices.

exclusives. Combien d'ailleurs n'y en a-t-il pas d'i-
nexplicables ! Ne sait-on pas que l'action médicatrice
des eaux est, bien des fois, incertaine et ignorée,
et que malgré tous nos efforts, elle sera souvent
encore livrée à d'indispensables tâtonnemens. Indépendamment donc des guérisons, dont l'explication
reste introuvable même pour M. M*** qui est cependant, vous devez en convenir, un habile inter-
prète, il en est d'autres que l'on ne conçoit ni par
l'*excitation*, ni par la *révulsion* ordinaire, ni par la
diffusion et qui consiste exclusivement dans la faculté fort remarquable qu'ont certaines eaux de déprimer, de soutirer, d'équilibrer la chaleur animale et que nous avions bénévolement considérée
jusqu'ici comme émolliente, tempérante, uniquement pour parler comme tout le monde et exprimer
nettement notre pensée.

Pour ceux qui n'admettent dans les maux que
nous éprouvons que des quantités de l'action vitale
excessives ou insuffisantes, les explications sont faciles presque dans tous les cas ; pour eux, tout se
réduit à savoir si les imperfections qui surviennent
dans les fonctions de notre économie, procèdent
de ce que la puissance de la vie agit trop ou trop
peu ; les *modes* d'action anomaux qui ont besoin
d'être corrigés ou dirigés sont dédaignés ou méconnus ; ils se plaisent ainsi à confondre des notions
essentiellement distinctes, à n'envisager un objet
très-compliqué que sous une face et à établir de la
sorte et arbitrairement des rapports de causalité que
l'esprit ne saurait saisir et contre lesquels dépose
l'expérience journalière : « Autant vaudrait, nous
» racontait Lordat à ce sujet, qu'on me dit que
» les inclinations perverses, les vices, toutes les ha-
» bitudes morales, les erreurs, les préjugés, les
» paralogismes, le goût exclusif pour un art ou
» pour une étude particulière dérivent d'un excès
» ou d'un défaut d'action de la part de l'intelli-
» gence. »

M. M*** a renchéri sur cette simplification et rien
n'est facile comme sa pathologie ; identité dans le
point de vue étiologique, n'importe le siége ; identité aussi dans les moyens thérapeutiques : la maladie dépendant d'un état irritatif et nécessairement
désorganisateur que l'excitation minérale ne peut
guérir, ou bien d'un moüvement rétrocessif, d'une
excrétion naturelle ou acquise et anormale, d'une
vraie métastase enfin, comptez alors sur l'efficacité de nos eaux à l'aide de l'excitation. Or, parmi
les maladies pour lesquelles nos eaux sont recommandées, en est-il dont la nature soit essentiellement incurable, désorganisatrice? Toutes les *métas-
tatiques* cèdent-elles à l'excitation, et dans celles-ci,
par hasard, M. M*** ne verrait-il que le résultat
du transport de la matière morbifique promenant
et changeant de place? Penserait-il comme le vulgaire et croirait-il à l'existence des vaisseaux se
dirigeant en ligne droite de l'anus aux narines, y portant par exemple le sang des tumeurs hémorroïdales?
Serait-il ainsi, dans ce qu'il y a de plus fonda-
mental dans son système, médecin humoriste?
Certes, est-il moins facile de faire voyager les
principes des maladies que les causes de l'excitation?

Mais, n'êtes-vous point surpris de ce qu'il ne
voit de phénomène possible, chez la gent humaine
comme dans les entrailles de la terre, qu'à l'aide
de fracas, de catastrophes, de mouvemens désordonnés, d'agitation violente ; c'est une vraie manie,
et l'illusion chez lui est si complète qu'il voit là
une évidente révolution. Et, comme tous ceux
dont les opinions sont exagérées et exclusives, de
s'écrier aussitôt, arrêté qu'il est par les difficultés :
ne confondez pas les accidens secondaires avec les
primitifs ; classez hiérarchiquement les symptômes
sans s'inquiéter de ceux qui ont une intensité pré-
pondérante ; distinguez ceux qui appartiennent à
l'organe essentiellement souffrant, de ceux produits

par les effets du jeu des sympathies, calculez les
circonstances de tempérament, d'âge, de sexe qui
les font prédominer les uns sur les autres..... Mais
à quoi bon tous ces soins, si pour vous tout se
borne à deux indications tranchées ; à savoir, si
l'excitation est nécessaire ou ne l'est pas ; était-ce
la peine d'établir des axiômes à si grand frais et
de tant multiplier vos commentaires sur des observations qu'on regrette, pour le plus grand nombre,
d'avoir été l'objet de traitemens pareils ; pour tomber
si vite dans les restrictions, vous réduire à faire de
la médecine vulgaire ; à faire pis encore, puisque
vous gâtez par des hypothèses insoutenables ce qui
passe pour vrai, ce qui l'est en effet ; que la même
eau, sous des *formes* diverses, possède dans bien
des cas des qualités opposées !

Tourmenté du besoin d'expliquer ce que l'observation nous montre, au lieu de le rassembler sim-
plement et d'en déduire des conséquences ration-
nelles, méthode sage, la seule sage peut-être, à
laquelle reviennent toujours les esprits sévères et
profonds ; M. M*** force toutes les analogies, com-
pare des phénomènes en toutes choses dissembla-
bles ;. admet des hypothèses oubliées et conclut si
fort à sa satisfaction de la manière d'agir des eaux
dans les névroses, que, si l'explication qu'il en
donne n'est pas la véritable, il ne sait plus comment
l'entendre ; dans ses vues, sa mémoire lui sert,
comme toujours, beaucoup mieux que son imagination. Rien de neuf en effet, jamais, dans la manière de concevoir les phénomènes de la nature,
quels qu'ils soient ; mais de grands efforts de mémoire et passablement d'adresse à coordonner certains faits avec des opinions diverses, souvent opposées. Dire, par exemple, que la respiration pourrait bien n'être qu'une fonction destinée plus à
tempérer les actions vitales qu'à les réchauffer, en
vertu des changemens que l'air y subit, n'est chez

lui qu'une réminiscence et point du tout une in-
vention. *Helvétius* le crut avec les anciens, et *Bar-*
thez comptait le rafraîchissement au nombre des
utilités de cette fonction admirable. D'après le fait
anatomique même, aperçu par les zoologistes, qu'il
existe une proportion entre l'étendue des organes
respiratoires et l'intensité de la chaleur, il pensait
contrairement à *Buffon* et aux chimistes modernes,
que le rapport entre la température et la grandeur
du réfrigérant doit être le même.

Barthez encore considérait la chaleur humaine
comme le produit immédiat des forces de la vie,
de l'action vitale, de la force tonique, non point en
se fondant sur des expériences faites sur des animaux
mutilés, décapités, quoique consciencieuses, à la
manière des *Brodies*, des *Nasse*, des *Chossat*, des
Rœderer, et plus récemment des *Home* et des *Krimer*,
mais en partant de faits physiologiques et morbides
les plus concluants et point concevables par la seule
oxigénation du sang et la liquéfaction des gaz, « tels
« que les variations de la température du corps,
» coïncidant avec des altérations sensibles des phé-
» nomènes du mouvement ; la faculté de conserver
» sa chaleur propre et naturelle, nonobstant les
» différences extrêmes de la température extérieure
» à laquelle les animaux peuvent être exposés ; les
» modifications que certaines maladies amènent dans
» la température d'une partie, indépendamment des
» variations de la respiration et de la circulation. »
Il va même jusqu'à admettre un pouvoir susceptible d'abaisser immédiatement la température du
corps ou d'augmenter le travail calorifique par la
perception du froid ou du chaud extérieurs : déter-
mination liée, dit-il, à la sensation, par une loi pri-
mordiale, analogue à tant d'autres qui enchaînent
un acte conservateur à la sensation vitale excitée par
une cause nuisible. Mais il se tait sur la nature de
ce pouvoir ; il va même jusques à avoir de la répu-

gnance à se servir d'un langage qui suppose la question résolue ; et fidèle , quoique l'on en ait dit , aux règles de la physiologie qu'il s'est prescrites , s'il adopte le mot *calorique* , c'est à condition qu'il n'emportera pas avec lui l'idée d'un *fluide* , d'une substance , ni d'aucune autre hypothèse qu'on aurait imaginé sur sa nature..... Erreur grave , à jamais digne de nos regrets ! car , s'il n'eût préféré l'ignorance à des hypothèses gratuites que tant de gens s'habituent à prendre pour des explications légitimes , et qu'il n'eût vu là que l'influence d'un *fluide nerveux ,* analogue à l'électricité , au calorique lui-même , circulant à la manière de la lymphe et des humeurs par les gaînes nerveuses et susceptibles de se concentrer , de s'accumuler , de former de véritables congestions sur des points divers , « nous
» aurions facilement compris d'où naît la chaleur
» humaine , pourquoi elle se développe si vive-
» ment , après des excès , au milieu de toutes
» les exaltations vitales , mais moins régulière ,
» moins expansive , moins évidente que dans l'état
» de santé , ou avec une plus grande énergie ,
» ou avec des phénomènes étrangers qui , bien que
» *laissés sans explication* étaient rapportés par tous
» les observateurs à la lésion spéciale du système
» nerveux , la simple circulation de ce fluide nous
» aurait donné raison des sympathies et du déve-
» loppement facile des douleurs. En l'élevant jusques
» à la forme du calorique , on se fût expliqué les
» effets bizarres de quelques névroses et les accidens
» imprévus et singuliers que rien ne motive , propres
» aux affections hystériques et hypocondriaques.
» De légères congestions sans *siége déterminé ,* nous
» eussent fait concevoir les convulsions , l'épilepsie.
» Réalisé sur un centre nerveux , le point conges-
» tionné , en absorbant toutes les sensibilités , devien-
» drait le centre actif de toutes les sensations qui
» produisent les effets étonnants observés chez les

» somnambules. Que savait-on, en effet, avant cette
» découverte sur les actes du système sensible ? Sans
» doute aucun ; c'est à des courants de ce fluide et
» à d'énormes congestions qu'il faut attribuer le
» merveilleux de l'histoire, celui de la fable, de
» toutes les religions ; c'est de lui enfin que déri-
» vent l'état extatique et le courage stoïque qui fait
» taire la douleur au milieu des tortures. »

Vous sentez jusqu'où se seraient élevés les hommes à grande capacité, les *Bordeu*, les *Barthez*, les
Bichat, eux qui ont tant disserté sur l'importante
étude des sympathies, s'ils avaient eu pour aide un
agent qui donne une explication satisfaisante des phénomènes nombreux restés jusqu'à ce jour inextri-
cables. Je me trompe : des doctrine pareilles, un
autre fluide nerveux passa pour eux inaperçu ; ai-
mant mieux observer qu'interpréter, ils ne tinrent
nul compte des esprits animaux, d'une matière active, éthérée, semblable au feu, à la lumière, voire
même à l'oxigène et au galvanisme ; qui procurait
tour à tour la sensibilité, déterminait les contrac-
tions musculaires, et qui s'accumulant dans le cœur,
y formait un foyer de chaleur et de vie ; défiants,
méticuleux, ils n'auraient point cru à la ressemblance
de l'action vitale avec le calorique et le magnétisme
comme ils repoussèrent l'analogie de l'*irritabilité* hal-
lérienne, différemment comprise par Glisson, Gautier
et Lamark avec l'électricité elle-même ; et cependant
qu'y a-t-il de plus ressemblant qu'un mouvement
produit par un excitant ordinaire et les secousses
électriques ?

De tels systèmes devraient toujours être morts-
nés ; en faire prompte justice, serait empêcher l'esprit d'hypothèse de grandir et rappeler qu'il faut
voir avant de croire ; ce serait décidément établir
que tout étant lié dans l'organisme par les nœuds
des sympathies les plus étroites ; les idées exclusives
le plus heureusement imaginées sont insuffisantes

pour l'explication du moindre phénomène. Or, de ce que la combustion pulmonaire ne résout pas seule le problème de la chaleur animale ; faut-il, tombant dans l'excès opposé, ne voir en elle, que le résultat de l'influence nerveuse, non comme chose inhérente à ce système, mais comme dépendante d'un corps fluide circulant dans les cordons nerveux, etc.

Certes, l'intégrité du système sensible est nécessaire pour une fonction quelconque ; rien de régulier dans la vie, sans la libre communication des nerfs et des organes où ils s'implantent et se divisent ; point de chaleur non plus, sans leur participation. Mais, celle-ci dépend encore de la respiration ; elle provient surtout du travail même de la vie, des élaborations qui donnent naissance à ces divers produits. Aussi est-elle augmentée ou diminuée quand l'action organique se trouve elle-même accélérée ou ralentie ; circonstance qui a porté à la considérer comme une véritable sécrétion. Idée heureuse, qui fait qu'en la plaçant ainsi sous la dépendance des tissus et de leur mode de vitalité, on conçoit sans peines toutes les anomalies, toutes les irrégularités qu'elle présente soit dans l'état de santé, soit dans les maladies. Il n'est donc pas de chaleur nerveuse proprement dite. Celle qu'éprouvent parfois les personnes irritables ne mérite point ce nom bizarre, car rien n'atteste qu'elle dépend d'une exaltation de la sensibilité sans trouble dans la circulation.

Trop de fluide électrique ou mieux, calorifique, sachez-le bien, causerait donc seul les névroses par exaltation, et pour guérir ces maux singuliers, il ne faudrait plus que des moyens propres à dissiper, à déprimer, à absorber cet excédent de la chaleur humaine ; et dans ce but rien de plus utile que les bains *froids, frais, tièdes* ; tous, assure-t-on, de vertu propre à la niveler, à l'équilibrer, car par eux la loi des nivaux reçoit naturellement son application, dans les circonstances où cet équilibre n'existe

pas. Mais dans les névroses graves ou légères la chaleur morbide est-elle le phénomène le plus saillant?
Ne sont-elles pas au contraire fréquemment caractérisées par les convulsions, les douleurs vagues, fixes,
variées ; les malaises indicibles ; les baillements, la
suffocation et tant d'autres signes d'une excitabilité
nerveuse primitive ou secondaire? Lors-même qu'elle
existe violemment, n'est-elle pas toujours interne et
circonscrite dans une des grandes cavités, variable
à l'infini, souvent aussi une véritable hallucination?
Et puis encore, la chaleur humaine se nivelle-t-elle
à l'instar des autres corps de la nature? Qu'y a-t-il
enfin à niveler dans les dartres vives, les ulcères
cutanés, les inflammations du derme où la chaleur
est si différemment et si vivement sentie, affections
dans lesquelles toutefois, elle ne dépasse point ou
ne dépasse que de peu le degré le plus ordinaire de
l'état de santé. Bien plus, le degré en deçà ou au
delà duquel se place la santé ou un état morbide
violent est-il déterminé? La température du corps
étant pour tous la même (30° environ), pourquoi
cette différence dans l'action d'un bain à chaleur
déterminée? Pourquoi froid, chaud, tiède, provoque-t-il constamment chez quelques individus des
convulsions ou la syncope? Quelle est l'idiosincrasie
de ceux qu'un bain tempéré indispose faiblement et
qu'un bain froid rend dangereusement malade? Enfin,
en est-il un seul, dont la susceptibilité n'oblige à calculer d'avance le degré de chaleur ou de froid auquel
on désire le soumettre, sauf à ne point voir l'indication remplie ou à provoquer un effet tout contraire?

Mais, dût la chaleur exercer une aussi vive influence et causer seule cette irritabilité qui prédispose aux névroses hypersthéniques et aux inflammations franches et essentielles, serait-ce par l'action d'un froid intense qu'on parviendrait à la réduire, à l'absorber? un froid moindre réussirait-il
mieux? C'est tout confondre, se faire un jeu même

des choses les mieux établies, que d'assimiler la
manière d'agir des bains froids èt tièdes pour
soutenir une opinion erronée et porter ainsi à
abuser de telles médications. Vous en conviendrez ;
les assertions de M. M*** portent à faux et l'on ne
conçoit pas une telle illusion d'un écrivain aussi
instruit. Nous n'en relèverions aucune, toutefois,
si elles n'étaient explicatives de ses idées ; s'il ne
prétendait, par elles, comprendre l'action spéciale
de nos eaux tempérantes et s'il ne témoignait même
le regret de ne pas les posséder plus froides.
« Une température pas assez inférieure à celle de
» l'économie animale, rendant, dit-il, de tels effets,
» par les eaux de St.-Sauveur et de Salut, d'une
» grande lenteur, et souvent *douteux* et *peu sen-*
» *sibles.* »

Vous n'ignorez pas qu'un froid modéré est un
stimulant avantageux pour l'organisme, lorsqu'il
agit sur des organes sains et point très-irrita-
bles ; qu'un froid excessif est le plus redoutable en-
nemi de l'espèce humaine. L'action d'un bain froid
avive la circulation, et, propageant son influence
jnsqu'au cerveau, provoque ou un afflux de sang
vers ce viscère ou ou une phlegmasie de ses enve-
loppes. Pendant que les tissus et les viscères regor-
gent ainsi de sang, de chaleur et de vie, la peau
est rugueuse, sèche et d'une pâleur extrême. De
nouveau, et le plus souvent, la peau rougit, se ré-
chauffe, devient sensible, douloureuse même, si
l'action vitale triomphe, si, dans cette lutte, le
froid par sa permanence et son intensité ne finit
par la refouler et la détruire. Mais dans cette alternative où donc est l'absorption ? L'action sédative
du froid, pour qu'elle soit utile même chez les bien-
portans, ne doit être que fugitive et passagère. On
voit que surprise un instant, l'énergie vitale reprend
son allure ordinaire, le sang circule avec plus de force
et de vitesse, la peau redevient chaude et brûlante ; il

y a eu déplacement, mais perte ni absorption aucune.
Et si encore l'individu n'est point fort, si la réaction s'établit avec lenteur et difficulté, que d'accidens le menacent, combien d'irritations produites
qui n'eussent jamais existé! Sans doute, l'eau cou-
rante, le grand air, les rayons solaires, l'agitation
diminuent sûrement l'influence d'un bain froid ;
mais sa durée doit être courte ; le choix de l'heure
est de rigueur ; d'autres précautions sont aussi nécessaires, et, malgré tout, ils nuisent à l'enfance
et aux vieillards par suite de la trop grande irritabilité des uns et du peu d'énergie des personnes
âgées, non qu'alors, chez eux, la chaleur naturelle
baisse ou grandisse, mais parceque de leurs dispositions contraires proviennent des stases sanguines,
l'exaltation cérébrale, les mouvemens désordonnés
du cœur et l'impossibilité que la turgescence vitale
de la peau reparaisse ou se maintienne.

C'est ainsi que chez les personnes en santé, quand
il est peu intense ou qu'on remédie à son action
par l'exercice, une alimentation excitante ou une
vie occupée, le bain froid donne aux organes une
plus grande énergie : c'est en provoquant d'une manière successive, mais ménagée, ce flux et reflux de
la vitalité chez les personnes irritables, efféminées
et débiles, qu'il a été quelquefois bienfaisant. Encore
combien d'enfans ont été victimes de cette façon de
faire imprudemment imitée des usages hygiéniques
des Grecs. Et lorsque dans ce cas ils réussissent,
puisque la réaction s'effectue, il reste démontré
que le malade conservait assez de force pour guérir par des moyens plus directs et moins dangereux.
Et, imitateur irréfléchi de fous systématiques ou
d'audacieux expérimentateurs (qui n'ont vu du reste
de telles médications réussir que dans des cas exceptionnels), vous nous vantez l'efficacité de tels moyens
non seulement contre des états morbides caractéri-
sés par une irritabilité nerveuse la plus imminente

et presque toujours suivie d'irritations partielles,
mais encore dans les phlegmasies du derme, dans
la variole, la rougeole, etc., maladies graves que
le moindre écart répercute si facilement pour les
réaliser plus sérieuses aux poumons ou dans les entrailles.

L'action d'un bain froid n'étant pour M. M***
qu'un moyen dissipateur de la chaleur humaine
en excès, ou propre tout au plus à la niveler, ne
tenant d'ailleurs aucun compte du jeu de l'organisme
à l'aide duquel s'effectuent ces salutaires réactions,
qui ont tour-à-tour fait concevoir l'action du froid
comme tonique ou sédative, il est naturel de la
supposer d'autant plus efficace que la température
en sera plus inférieure ; c'est ce qu'il établit largement, et ses redites à ce sujet ne le cèdent qu'à
d'autres redites que M. M*** s'est déjà reprochées ;
mais c'est se tromper de la manière la plus essentielle, nous l'avons déjà prouvé. L'erreur, cependant, serait pire et sans excuse aucune, si au lieu
de bains frais, il avait eu l'intention positive de
ne désigner que les bains de très-basse température ;
car ceux-ci ne conviennent à personne ni à aucune
maladie aiguë ni chronique ; la natation seule les
rend supportables aux personnes robustes et bien
portantes ; il serait imprudent, criminel même d'y
soumettre un malade qui serait obligé d'y rester
dans l'inaction.

Ces réflexions s'appliquent également aux bains
de mer, et nos déductions n'en seront ni moins cor-
rectes ni moins logiques en exprimant que leur effet
sédatif trop continu est dangereux et peut devenir
mortel ; que suivi de réaction, il est parfois utile
et toujours fortifiant, non point parce qu'il supprime,
détruit ou développe la puissance vitale, mais parce
que la sueur ne survenant jamais, leur action se borne
à régulariser les *forces radicales* qui président à la
nutrition, et à modérer toutes les influences sym-

pathiques. Aussi, par eux une irritation viscérale peut être exaspérée mais rarement détruite, et cette circonstance rendra toujours l'action d'un bain froid ou chaud, fort différente, quoiqu'on en dise. Sans cette réaction, en effet, purement expansive, sèche, sans sueur aucune, pourriez-vous concevoir l'utilité d'un bain froid chez un individu énervé par une chaleur accablante, une diète absolue, d'abondantes boissons, des sueurs soutenues ; elle serait surtout impossible, fort rare au moins, si les fluides étaient alors dilatés outre mesure ; si les centres nerveux » étaient opprimés non seulement par des liquides » dont la circulation embarrassée se fait à peine, mais » par le gonflement de leurs tissus propres ; si enfin » la tête se congestionnait ainsi que les paires ner- » veuses qui sont destinées à faire fonctionner la » contractilité musculaire. » Ce sont là heureuse- ment des tableaux de fantaisie fort exagérés, loin, fort loin de la vérité, et les bains de mer, comme les bains froids, ne sont alors salutaires que parce que par eux les forces sont uniquement engourdies ou opprimées.

C'est donc violenter toutes les analogies, que de prétendre que les eaux minérales à faible tempéra- ture sont dépressives de la chaleur animale, et qu'elles le sont d'autant plus qu'elles sont plus froides. Cette erreur nous l'avons rendue évidente, et son importance seule peut nous faire pardonner de l'avoir si longuement combattue ; les bains froids surtout était hors d'usage à nos eaux et devant en être sévèrement proscrits. Mais rien n'est varié comme leur température naturelle, et si de telles théories étaient fondées et pouvaient devenir générales, *Rieu-miset* devrait avoir la préférence en pareil cas, leur chaleur différant de celle du corps humain de quelques degrés de plus que Salut et St-Sauveur. Vous sentez, en effet, qu'une source peu minéralisée mais ressemblante, n'ayant que 23° doit l'emporter

sur celles de 25 et 26, et que cette circonstance
étant la seule à envisager, il est passablement ridicule d'avoir recours à nos eaux, puisque des bains
plus froids sont encore plus utiles et qu'on peut se
les procurer partout. Mais, vous dit-on, si les eaux
à faible minéralisation ont fait merveille là où les
bains ordinaires n'avaient rien produit, force est
donc de reconnaître le concours des agrégats chimiques, et d'admettre que ce concours ajoute à la
propriété spéciale de l'inférieure température. Quoi!
le sulfure de sodium, la chlorure de sodium, la
chaux, la soude caustique, la potasse, l'ammonia-
que, les sulfates ajouteraient à la vertu antiphlogistique des eaux de St-Sauveur? Quoi! absorbées
surtout et circulant dans les veines, ces substances,
si minimes que vous les supposiez, contribueraient
à niveler la chaleur qui fait les névroses; à la dissiper? Vous le dites et le niez en même temps; la
contradiction vous choque et le mot *titillation* vous
échappe, et celui d'excitation encore; vous avouez
la révulsion, et elle est d'autant plus appréciable,
ajoutez-vous, que la vertu *antiphlogistique*, c'est-à-
dire la froideur de l'eau, est plus soutenue et plus
marquée : assertion erronée assurément, fort incon-
cevable, complètement hasardeuse, l'application n'en
ayant jamais été faite, celle-ci étant même impossible; car, refroidies à l'extrême, nos eaux sont
altérées; leur introduction dans l'économie est hypothétique et contestée, et vous savez comment le
froid tempère et rafraîchit.

De semblables conjectures peuvent fournir à notre
esprit l'occasion d'exercer son activité, d'occuper
nos loisirs, mais elles n'éclairent point le praticien
dans ce qui l'intéresse le plus, la connaissance rationnelle des faits. Or, que disent les faits? Ils éta-
blissent évidemment l'efficacité des bains sulfureux
tempérés, non-seulement dans les névroses primi-
tives, dans les maladies névropathiques où les lé-

sions du système sensible ne sont point isolées et
simples, mais liées et dépendantes d'autres altérations organiques, telles que *dartres vives* et fort
étendues ; irritations utérines ; hémorroïdes avec ou
sans évacuation ou délitescence de ces mêmes
maladies, et toutes celles encore où l'éréthisme et
l'irritation se masquent sous mille formes différentes. Mais l'opinion qui vante à outrance le petit-
lait et l'eau de veau et surtout les bains froids long-
temps répétés et renouvelés souvent comme propres
à délayer les humeurs, à en adoucir l'acrimonie, à
assouplir les tissus desséchés et racornis, est-elle
moins rationnelle que celle qui attribue l'efficacité
de ces moyens à la soustraction d'une chaleur le
plus souvent imaginaire, à l'aide de principes irritans absorbés et circulant dans des organes dont
l'excitabilité est alors extrême ? Bien plus ; des con-
tractions violentes, des douleurs excessives et variées
caractérisent-elles moins les névroses qu'un surcroît
de chaleur ? Et lorsque dans ces cas nos eaux
guérissent, est-il moins rationnel de les nommer
calmantes, antispasmodiques que rafraîchissantes,
dans les circonstances où la chaleur prédomine ?
Il est positif que des douleurs cruelles, des
convulsions effrayantes, des crampes, des malaises indicibles sont guéris par nos eaux, sans
crise sensible, sans changement dans les excrétions,
et si promptement quelquefois, qu'on ne sait de
quel état de l'organisme les faire dépendre : serait-
ce l'innervation ? Mais qui la provoque si subitement
et rend sa durée si fugitive ? Elle est *spécifique* ou
inconnue, disons-nous, comme l'action des moyens
qui la combattent, les *sédatifs* ! La sensibilité est en
jeu ; sa résistance est manifeste ; mais, qui l'im-
pressionne alors ? Si la cause est appréciable, tenez-
en compte ; si elle ne l'est point, pourquoi hypothé-
tiquement admettre l'irritation ? Combien, d'ailleurs,
celle-ci présente des degrés différens ! Et, ne serait-ce

pas à ces nuances qu'il faudrait attribuer les con-
tractions isolées des uns, les vives douleurs des autres, la chaleur exclusive et brûlante d'un certain
nombre. Enfin, dans les maux nerveux imminens,
pourquoi tous les phénomènes ne se montrent-ils
pas réunis ?

Contre ces états morbides, à moins de compli-
cation peu commune, la boisson des eaux est inu-
tile ou ferait mal. Les bains tièdes et en grand
nombre sont seuls avantageux, encore faut-il en
varier la chaleur et la durée. Toutefois et le plus
communément, elle ne doit point dépasser 28°, ni
être moindre de 22° Réaum. Du reste, la susceptibilité des malades rend le choix d'une température
appropriée fort difficile ; des tâtonnemens sont
indispensables ; les instrumens insuffisans ; et le malade lui-même doit être consulté. Il en est de tellement impressionnables que l'immersion doit en
être lente et graduelle ; il faut souvent y plonger
les malades à vide, faire monter l'eau insensiblement, afin d'éviter de soudaines émotions, des ser-
remens de poitrine et l'afflux du sang vers la tête
ou toute autre région. Ces précautions sont si im-
portantes qu'il suffit quelquefois de l'odeur des cabinets et de la pesanteur de l'air pour ressentir de
la suffocation et des maux de tête.

Des eaux à principes moins actifs et point sulfureux n'ont aucun de ces inconvéniens et il faut
alors les préférer aux bains de St.-Sauveur et de la
Raillère, dans les névroses hypertéhniques où l'irritabilité dépasse toute limite ; dans les maladies
cutanées ; dans les gastrites, les cardialgies, même
les rhumatismes où l'irritation est extrême et les
malades si malheureusement organisés que les bains
sulfureux les moins actifs fatiguent et suffoquent.
Salut à Bagnères, *Ussat* et *Rieumiset* sont alors
préférables ou exclusivement utiles. J'ai vu *Rieumisct*
guérir plusieurs de ces maladies ; disposer nombre

de personnes à l'usage des douches et les rendre salutaires en alternant d'une manière suivie l'emploi
des unes et des autres. Douce, onctueuse, peu
chaude, sans sulfure, très-peu saline, susceptible
ainsi de recevoir au besoin une chaleur étrangère,
sans subir de décomposition ; *Rieumiset* agit alors
à la manière des bains tièdes, sans que cela soit,
toutefois, parfaitement semblable ; l'impression
qu'elle fait à la peau s'y maintient exclusivement
ou se propage si doucement que nul autre organe
ne semble en recevoir l'influence ; les sympathies
restent paisibles, il n'y a de travail et surcroît
de vie qu'à la surface d'où se développent les
phlegmasies éruptives dartreuses et autres et le calme
qui les suit. C'est chose intéressante à observer que
l'effet de ses eaux dans les ophtalmies écrouelleuses, les
vieilles plaies de même espèce et autres de nature incertaine où l'irritation prédomine ! De simples lotions
font qu'elles s'avivent et se détergent ; bientôt l'ardeur
diminue, la douleur se calme, des boutons charnus
se forment, la puissance plastique débarrassée de
je ne sais quelles entraves qui laissaient de tels maux
stationnaires, reprend son allure et la guérison advient contre toute espérance. Qui n'a vu depuis
quatre années ce vieillard, dont une affection can-
céreuse dévore les traits, vivre constamment auprès
de cette fontaine. L'eau de *Rieumiset* le calme et
modifie seule l'aspect hideux de cette ulcération et
ralentit sa marche dévorante.

Les eaux sulfureuses de St.-Sauveur, de Plàa et
de la Raillère ont une action analogue quoique plus
excitante. Précieuses de même dans les maladies
nerveuses par irritation, leur chaleur tempérée et
leur gélatine, si ces substances agissaient isolément,
pourraient faire considérer la médication qu'elles
produisent alors comme atonique et réellement émolliente ; mais les matières qui y sont dissoutes em-
pêchent cet effet relâchant par leur titillation sur

la surface cutanée et nullement par leur absorption ;
peu développé mais soutenu , l'effet de ces titillations se propage à l'intérieur sans secousse brusque,
sans grand ébranlement ; les centres nerveux reçoi-
vent cette impression comme celle d'une odeur
suave ; au lieu de réagir , ils se détendent ; la circulation se ralentit ; les oscillations péristaltiques
reprennent leur marche accoutumée ; l'irritabilité,
perdant de sa fureur , redevient normale ; les muscles comme les viscères s'agitent sans malaise ni
douleur ; les sécrétions suspendues recommencent ,
les excrétions sont augmentées ; tout joue dans l'organisme d'une manière régulière et c'est merveille
que de voir souvent , dans peu de jours , les malades
manger , digérer , rattraper les forces, du sommeil ,
un embonpoint remarquable et oublier leur vie ca-
cochyme et de tourmente. Heureux , quand ils n'a-
busent point de ce mieux inespéré et que , par leurs
écarts , ils ne retombent point dans leurs premières
misères ou dans un état pire encore. Cette explication qui n'a rien de brillant ni d'hypothétique ,
est plausible et rationnelle. Applicable à tous
les cas de névroses hypersthéniques et autres maladies à vive irritation , elle prouve encore le ridicule
de ceux qui envisagent l'eau de St.-Sauveur comme
la seule convenable dans les maladies d'exaltation
vitale. Et pourquoi celles qui leur ressemblent par
la nature et la quantité de leurs principes médica-
menteux et dont la température est aussi moindre
que celle du corps humain ; pourquoi , dis-je , leur
vertu thérapeutique serait-elle différente ?

Cessant de généraliser , abordons les qualités phy-
siques des sources les plus renommées , et par cette
façon de faire rigoureuse , apprécions ce qu'on dit
des unes et des autres ; ne soyons ni crédules ni
sceptiques comme ceux que nous ne voulons pas
imiter , et, signalant des contradictions frappantes ,
établissons la spécificité de leurs vertus , et si leur

renomméé est bien fondée ou mal acquise. Que de
préjugés à ce sujet dont on ne devine pas l'origine,
dont on ne conçoit pas davantage la durée, à moins
qu'on ne veuille la trouver dans la reconnaissance
exagérée des personnes qu'elles avaient rappelées à
la santé, ou dans les moyens équivoques de ceux
qui avaient intérêt à propager de telles croyances!
Il est surtout fort remarquable, dans les choses où
l'observation et le raisonnement doivent seuls déterminer, de voir des écrivains se faire les échos de
bruits populaires, de commérages ridicules, exercer
leur imagination à les rendre vraisemblables, au lieu
de se rendre familiers le doute et l'examen, ces deux
creusets de toutes les erreurs.

Vous n'avez pas oublié que les eaux sont plus ou
moins chaudes, plus ou moins minéralisées, selon
qu'elles parcourent un terrain calcaire ou granitique;
que les cheminées volcaniques sont plus ou moins
directes, détournées ou obliques, le sol où elles
sourdent plus ou moins élevé, ce qui souffre des
exceptions à l'infini, à Cauterets surtout; (c'est toujours dans nos établissemens que nous puisons nos
objections). *Bruznud*, en effet, à la source, est
plus chaud que *Pause*; le *Pré*, les *OEufs Mauhourat* davantage que le *Bois*. Mais il n'est pas dit,
nul chimiste du moins ne l'a observé, que le calorique de ces fontaines fût de nature différente selon
que leurs conduits fussent ouverts dans l'un ou l'autre
de ces terrains primitifs. Il est au contraire positivement reconnu que, ressemblants dans leur composition et ne variant que par leurs doses et leur
qualité, ses principes sont dans toutes, même dans
les plus actives en si petite proportion, que les
chimistes de tous les temps en ont été frappés; que
M. Orfila lui-même en est surpris. Ils ne comptent,
en effet, que par millièmes de grains, et à tel point
que vingt litres d'eau de *César* à Cauterets, de *la
Grotte* à Luchon, de *l'entrée* à Barèges, quantité

que boit à peine un malade dans une saison , contiennent à peu près 4 à 5 grains de sulfure de sodium ,
qu'il pourrait avaler en une fois sans résultat , je
ne dis pas dangereux , mais sensible. L'action de ce
médicament fut-elle plus considérable ; cette quantité
serait nulle dans un bain , et toutefois on connaît
la grande énergie de ces fontaines. C'est donc de
l'intime combinaison de leurs principes avec l'eau
et une température supérieure à celle du sang de
six à dix degrés , que dépend leur plus ou moins
grande puissance. Nous ne saurions assez le redire ,
donnez à St-Sauveur , à Bonnes , une chaleur pareille
à Barèges ; donnez-leur celle de la Grotte à Luchon ,
et comme ces sources énergiques , elles provoqueront
une stimulation flagrante et tous les effets de la plus
excessive perturbation. L'utilité de chacune , ainsi
composée d'une manière spéciale , est attachée à des
circonstances particulières . à la susceptibilité des
individus , à leurs maux plus ou moins nombreux
et vieillis , à des lésions. organiques plus ou moins
profondes , à l'activité ou à l'inertie des sympathies
des viscères les plus importans , aux causes qui les
produisent ou les entretiennent , etc.

Mais lorsque la nature a ménagé dans d'autres
lieux des eaux pareilles , force est d'en convenir ,
sans que nul ait le droit de vous taxer d'ignorance
ou de vous supposer des prétentions intéressées , ce
ce qui est encore moins estimable. Or , l'expérience
de tous les temps , celle de chaque jour a prouvé
l'analogie de *Pause* et du *Bois* avec *Barèges* , et
l'analyse la confirme ; même température , mêmes
principes et à égale quantité ; mais leur énergie est
dépassée par celle de *César* et des *Espagnols* , et
celle-ci égale celle des eaux de *Luchon* et d'*Ax.*
Toutefois , c'est se tromper et induire en erreur les
médecins éloignés (s'il en est qui lisent les ouvrages
sur les eaux , pour lesquels ils conservent des préventions injustes , et des écrits calomnieux et ne peu-

vent qu'augmenter des dispositions aussi fâcheuses)
que de parler vaguement de l'activité de nos fontaines, de la citer comme étant extrême dans toutes,
lorsqu'elle varie infiniment et que certaines n'en
possèdent qu'une très-faible. C'est se tromper ou se
montrer bien crédule que de reconnaître une vertu
fougueuse, enivrante, par conséquent une grande
puissance d'excitation à des eaux moins minéralisées
que *Bonnes* et *St-Sauveur*, et pas plus thermales,
telles que les *eaux chaudes*, et de leur reconnaître
celle de s'enflammer ; et d'attribuer à des *feux follets*
cette vertu singulière qui enivre et qui par contre
coup, et à la manière des eaux gazeuses, les rend
plus diurétiques que celles de Cauterets ou de Barèges ; beaucoup moins sudorifiques que Barèges,
et point tout-à-fait autant que celles de Cauterets :
on ne sait de quelles ils entendent parler ; si c'est
des *Espagnols* ou de celle de *Rieumisct*, balivernes
que je ne cite que pour vous faire remarquer jusqu'à
quel point les assertions de nos réformateurs mé-
ritent confiance, et que c'est implicitement avouer
la supériorité de certaines de nos eaux, que de leur
reconnaître une action sudorifique plus grande que
celle de Barèges. Bien plus, c'est dédaigner tout ce
qui fait foi dans la médecine des eaux, l'observation,
l'expérience, l'analyse et le raisonnement, que de
se récrier contre l'analogie qui existe entre les eaux
Bonnes et celles de la *Raillère* pour la boisson, dans
les maladies par éréthisme des solides, dans les tubercules secs, enflammés, etc. ; et à ce sujet, je
demanderai ce que trouvent de subtil dans cet énoncé
des gens, prôneurs de mille subtilités éminemment
oiseuses ; car, si la Raillère est plus chaude, elle
est moins sulfureuse que la *Vieille de Bonnes*, et
l'une et l'autre conviennent quand l'estomac se prête
à leur action en la réfléchissant plus sur les reins
ou à la peau que sur les poumons eux-mêmes,
à part certaines idiosincrasies inappréciables, peu

communes et pour lesquelles des sources plus actives
sont quelquefois préférables. Ne serait-ce pas dans
ces cas exceptionnels que seraient bienfaisantes les
eaux gazeuses du *Mont-d'Or* , très-chaudes aussi et
prises en quantité double et triple des nôtres ? Tout
autrement , elles doivent être dangereuses , quoi
qu'on en dise.

C'est encore se méprendre et former son opinion
contre l'évidence même , que d'insister à tout propos
sur la grande énergie de nos thermales et de prétendre qu'elles ne conviennent point dans les maux
curables seulement à St-Sauveur ; car des bains de
26 degrés de la Raillère sont aussi tempérants que
ceux de cette fontaine ; que *Rieumisct , Plaa* le
sont encore davantage , même d'après la théorie
qu'on établit , puisqu'elles sont moins thermalisées
et qu'il faut s'élever alors , non contre les eaux elles-
mêmes , mais contre la gaucherie ou l'ignorance des
médecins , ou l'opiniâtreté et l'aveugle confiance des
malades ; si , au lieu de nos bains doux , ils préfè-
rent se plonger dans la Grotte à Luchon , à l'Entrée
à Barèges , aux Espagnols à Cauterets ou au Mont-
d'Or ; dans les affections de même espèce , également
dénommées , mais où l'irritabilité des malades est
des plus considérables et dans lesquelles ce mode de
la vitalité fait seul , peut-on dire , base d'indication.

C'est aussi altérer la vérité et porter (sans motif
autre que la manie d'expliquer d'une manière re-
cherchée les plus simples phénomènes) la méfiance
et le découragement chez les necessiteux , que de
supposer, ce qui n'est pas , ce qui ne peut pas être ,
dans des choses prouvées salutaires depuis des siècles ;
que l'eau de la *Raillère* et de *Pause* agissent sur la
majeure partie des estomacs à la manière des substances trop azotées. Mais d'où sortez-vous que Pause
engourdit les forces gastriques , et que la digestion

en est pénible ? Ce fait m'est inconnu , et toutefois
depuis 20 ans, j'observe ses effets avec assez d'attention pour avoir pu le saisir une fois ou autre. Engour-
dir n'est pas la faculté que possède Barèges, et l'on sait
que l'azote y circule. L'atmosphère l'a surpris aux eaux
de St.-Sauveur , elles en sont donc privées , et cependant en existe-t-il de plus difficile digestion. Mais
dans toutes, au moment de les boire, l'azote a dis-
paru, et si la Raillère est péniblement élaborée chez
quelques personnes , cela tient à sa médiocre température et à son abondante gélatine. Combien n'en
est-il pas d'ailleurs qui payent cher le préjugé qui
les attire à *Mauhourat* , dont le pouvoir d'excitation est sans contredit hors de toute proportion. Ce
n'est donc pas à l'azote qu'il faut attribuer l'espèce
d'énervation que ces eaux produisent dans des estomacs inertes , relâchés , accoutumés à des boissons
plus excitantes ; effet qui n'a point lieu , dit-on ,
quand on débute par *Mauhourat* et qu'on revient
ensuite à la Raillère ; chose rare , même dans les
gastralgies avec vomissemens , et complétement inexplicable cependant si ce gaz y était réellement con-
tenu ; car , pourquoi serait-il poison dimanche et
bienfaisant lundi ? Ou bien l'azote de Mauhourat
aurait-il la vertu singulière de ne nuire jamais et
de neutraliser celui des autres sources ; ce gaz, du
reste , glisserait sourdement sur l'estomac et ce serait encore en voyageant dans le torrent de la circulation qu'il produirait son effet énervant ; la
manie constante de nos explicateurs étant toujours
de supposer l'économie animale affamée de gaz et
de sels et d'attribuer la vertu de nos sources à de
telles chimères.

C'est enfin se contredire bien légèrement que d'a-
vancer que l'eau de la Raillère est de toutes nos
sources la plus chargée de principes excitans (p. 246),
afin que les remarques interprétatives sur un fait

qui m'est propre acquissent ainsi plus de force et de vraisemblance ; après avoir dit (p. 182) « qu'elle » n'a sans doute de prééminence sur les autres fon- » taines, dans les idées des médecins, qu'en raison » de ce qu'elle est mieux logée , *puisque et très-* » *certainement, elle n'est pas la plus riche en cha-* » *leur, ni élémens minéralisateurs.* » (1)

L'indignation se soulève quand on voit des hommes graves se donnant mission d'abattre et d'édifier tout autrement, apprécier d'une manière aussi frivole le don le plus utile que l'auteur de la nature ait fait à l'humanité souffrante ! Certes, cette fontaine mérite nos hommages et des millions d'individus se joignent à nous pour lui vouer reconnaissance et la louer. Nous avons énuméré dans d'autres écrits ses vertus différentes ; ma lettre déjà longue ne me permet point de les signaler ici et de citer de nou- velles observations qui les confirment. Nous rem- plirons ce devoir en publiant notre ouvrage prati- que sur toutes les eaux des Pyrénées Mais., je la terminerai utilement en vous disant que, médio-

---

(1) Or, apprenez que cet établissement est vicieux et incommode en tout point comme tous ceux construits de fraîche date, ce qui nous donne des craintes pour ceux qu'on projette ; nos bâtisseurs se pavanant de leurs œuvres au lieu de convenir de leurs défauts. A cette occasion, je vous dirai que la descente des Espagnols est résolue, et, qu'ainsi que je l'indiquai il y a 15 années (pag. 274) de mes nouvelles réflexions, avant de commencer un édifice dispendieux, on a fait un bâtiment d'essai ; tout fait espérer que si les tuyaux sont soigneusement faits et de matières, mauvaises conductrices du calorique, la perte sera nulle. Mais, mes autres réflexions à ce sujet conservent toute leur force, et si ce bâtiment ne doit point remplacer Ba- règes ou être utilisé dans les mêmes vues, à quoi bon le construire ? Fasse Dieu qu'ici , du moins, rien ne soit oublié. Le volume de ces énergiques fontaines peut fournir à des douches nombreuses de forme et de hauteur variée, à des piscines, etc. ; nous ne dédaignons pas l'élégance mais nous préférons l'utile.

crement minéralisée et un peu plus chaude que le
corps humain, cette eau n'est ni tempérante ni trop
excitante. La secousse légère et indéterminée qu'elle
imprime aux nerfs cutanés se propage au restant
de leur système ; nulle ne cause à l'organisme une
aussi agréable influence ; nulle ne répartit les forces
d'une manière plus égale et plus uniforme. Efficace
dans les maladies de la peau ; elle est surtout utile
dans les affections chroniques des membranes muqueuses pulmonaire ou digestive qui ont avec elles
tant de rapport de sympathie, même dans certaines
altérations de texture subordonnées à l'irritation ou
à l'asthénie qui favorise de fâcheuses dégénérescences.
en demi bains, cet effet est par elle fréquemment
obtenu dans les maladies où l'éréthisme prédomine,
et dans lesquelles on aurait à redouter pour l'encé-
phale ou la poitrine, l'activité des autres fontaines.
A ce sujet, néanmoins, rien d'exclusif, tant les
exceptions sont nombreuses. L'action des eaux,
avons-nous souvent répété, est souvent identique,
mais son intensité varie, mille circonstances la mo-
difient et font qu'on voit réussir les plus énergiques
dans les maladies où les plus faibles sont uniquement
recommandées.

Il est de fait, on l'oublie trop facilement, que
les eaux actives de Luchon, de Barèges, de Cauterets dont la température varie de 36 à 48° Réaum.,
ne sont, telles que la nature les présente, jamais
utilisées qu'en boissons ou en affusions sous forme
de douches ; le lait, différentes décoctions, des
eaux aromatiques, divers sirops atténuent leur action à l'intérieur et la changent indéfiniment. La
hauteur des douches, leur volume, la grandeur des
cabinets, leur durée font encore que ces ablutions
agissent plus ou moins violemment. Nous n'oserions,
toutefois, comme au *Mont-d'Or*, les prescrire en
bains au *naturel*, même durant quelques minutes,

les malades en pareil cas, ne pouvant se guider eux-mêmes, et les médecins, vu la situation des lieux, ne pouvant que rarement les suivre. Je vous ferai remarquer ici que ce qu'on raconte du Mont-d'Or nous paraît surprenant et presque invraisemblable ; qu'il est impossible que les cas exceptionnels où les bains à 40° de ces sources gazeuses sont prescrits, soient habituellement aussi nombreux qu'on le publie ; que, malgré leur action instantanée, la facile surveillance et l'habileté des médecins qui les dirigent, de semblables médications doivent être souvent funestes.

Nous utilisons nos eaux actives en bains, en réduisant leur trop grande chaleur à l'aide de la même eau refroidie ; mais cette opération doit être soigneusement exécutée, la moindre négligence devient funeste, et les cas malheureux dont on parle, proviennent de tels motifs. Toutefois, en pédiluves, en demi-bains, ces eaux guérissent des maux qu'elles auraient exaspérés en bains entiers, la chaleur n'eut-elle pas dépassé celle de la Raillère ou St-Sauveur ? Ne vous récriez point à cette occasion contre les changemens qu'elles subissent ; ils sont irrémédiables pour toutes ; le fussent-ils, il faudrait peut-être l'empêcher. Nous n'en connaissons pas, du reste, que l'air extérieur ne décompose malgré les procédés indiqués, et à tel point, qu'il suffit de quelques secondes et du moindre courant pour obtenir le dégagement de l'acide hydrosulfurique et la conversion du sulfure de sodium en sulfate de soude, et successivement en hyposulfite, en sulfites, etc., au fur et mesure que l'action de l'air se continue et se prolonge, et la preuve que cet inconvénient serait fréquent et journalier, dérive de la nécessité où uous sommes d'en mitiger la boisson et de diminuer de la sorte leur trop grande activité (1). Qui ne voit qne ces eaux, ainsi atté-

(1) Pourquoi alors observe-t-on de ne pas les prendre pures et en moindre quantité ? Cette objection spécieuse a séduit bien des personnes ; mais l'ex-

nuées, doivent avoir une puissance d'excitation bien différente, et qu'il n'y a ni contradiction à le reconnaître quand des faits journaliers bien observés l'établissent évidemment, ni indécision de notre part dans les vues thérapeutiques, puisque le raisonnement nous la fait concevoir comme indispensable. Mais nos eaux sont-elles prises méthodiquement et avec toute l'attention que nécessite un aussi grand remède? Il est peu de malades qui observent religieusement les prescriptions qu'on leur fait et qui se soumettent à un régime sévère et convenable ; si le mieux ne survient tout d'abord, ou si les eaux agissent contrairement à leurs désirs, les voilà se dirigeant sur d'autres fontaines, en buvant largement, se baignant et préférant un bain entier, lorsqu'un demi seul peut être salutaire ; courant sans précaution, n'importe le temps ; mangeant à leur fantaisie et des choses les plus nuisibles ; abuser enfin de tout, lorsqu'il ne faudrait qu'user et jouir modérément : voilà ce que font la plupart des baigneurs. C'est à une semblable conduite qu'il faut attribuer leur non succès, et non point aux eaux elles-mêmes, quoiqu'on puisse les mal conseiller ou en faire une malheureuse application, les causes échappant parfois aux investigations les plus attentives, la nature et le siége des maladies restant inconnus et indéterminés, ou bien encore parce qu'on ne peut saisir les circonstances propres à l'organisation individuelle. Loin donc que cette multiplicité de sources médicinales qui permettraient à des mains habiles d'en graduer l'action d'une manière si variée et si convenable, soit un bienfait, nous avons à la déplorer maintes et maintes fois, à cause des accidens fâcheux auxquels donne

périence la dément, et tel qui ne peut en boire une verrée sans en être irrité, en boit deux et trois impunément, adoucie qu'elle est par du lait d'ânesse et du sirop de gomme. Il n'est pas indifférent même de bien choisir le correctif.

lieu chaque jour l'emploi extravagànt et inopportun qu'en fait le plus grànd nombre.

Résumons-nous et concluons que les eaux thermales, quelle que soit leur nature , ont toutes une vertu d'excitation plus ou moins puissante , et qu'il faut l'apprécier et la déterminer , non point d'après la prédominence de tel ou tel de leurs principes cons- tituants , mais d'après l'action spéciale du composé minéral sur nos organes digestifs et cutanés , et les phénomènes secondaires provoqués par cette pre- mière impression.

Qu'il est particulier , même ordinaire , aux sulfu- reuses de réveiller et d'aviver les sympathies réci- proques des entrailles avec le système urinaire et la peau ; aux gazeuses de sur-exciter lès nerfs et l'ence- phale ; aux salines d'agir exclusivement sur le tube alimentaire et d'y centraliser toute leur activité ; aux martiales de régulariser la nutrition , perfectionner l'hématose , relever le ton des organes à fibre muscu- laire , le cœur , l'utérus , les muscles eux-mêmes plus lentement , mais aussi bien que les eaux sulfureuses , et d'en rendre libres et faciles les mòuvemens et les fonctions.

Que le degré différent de leur température rend cet effet obscur , sensible ou très-saillant , non point par l'abattement des forces , la douleur et la fièvre ; mais en régularisant l'action vitale , les sécrétions interrompues ou supprimées, amenant ainsi une meil- leure nutrition , le bon état des forces , la dispari- tion du mal sans crise apparente , sans désordre au- cun , sans maladie nouvelle ou déplacée.

Que souvent , et selon que l'emploi en est prudent et ménagé , tous les accidens pathologiques nerveux , de simples congestions ou d'engouement même légè- rement inflammatoires , quand les tissus ne sont point profondément altérés dans leur texture, cessent ou diminuent par l'effet de l'action révulsive des eaux, qui détermine dans ces cas l'apparition nouvelle d'anciens exutoires, des règles supprimées, des hémorroïdes, de différens exanthèmes, et donne aussi de l'activité à une suppuration établie ; le tout sans agitation sensible, sans fièvre manifeste, sans autre phénomène d'exaltation que le retour de ces fonctions interverties ou de ces maladies arrêtées.

Parfois, de semblables résultats sont précédés d'une extrême agitation, d'une fièvre violente ; les phénomènes propres à la maladie acquièrent d'abord une plus grande intensité ; de lente et embarrassée qu'était l'affection, elle devient aiguë et rapide ; quand l'excitation tourne à bien, on se félicite de l'avoir produite ; mais combien de mécomptes à signaler ! Certes, il y a une différence immense entre deux symptômes dont l'un guérit par l'emploi rationnel des moyens ordinaires, le retour d'une fonction intervertie, un mouvement critique quelconque, naturellement amené ou provoqué par une stimulation sanctionnée par l'expérience, et celui que rien ne change ni ne modifie, pour lequel nulle crise n'est possible. Cette différence est souvent insaisissable et seulement établie par l'événement : rien n'explique, en effet, la persévérante tendance de ce dernier à la désorganisation ; on ne sait pourquoi les symptômes trompent ici et en imposent ; mais, dans les deux cas, l'irritation est flagrante, point exclusivement sympathique, et le succès des eaux tient non pas à la connaissance de l'action étiologique de la maladie ni à sa durée ; Qu'importent les causes quand elle est réalisée et profonde ! Mais à ce que les secousses imprimées aux organes et à la circulation ne se réfléchissent, dans le premier cas, ni au cœur, ni à la tête, ni aux tissus malades eux-mêmes, mais portent leur action sur les voies excrétoires avec la continuité

convenable : de là, la nécessité d'en surveiller les
effets, afin de les modifier ou d'en augmenter la
dose et d'aller même jusqu'à provoquer ces grands
mouvemens de la vitalité, desquels les personnes
timides s'effrayent trop facilement et que les témé-
raires louent avec une exagération ridicule.

Enfin, tout ce qui a rapport aux eaux minérales
paraissant encore incertain et les préventions sur
l'efficacité des unes et des autres allant même crois-
sant, puisque dans toutes on voit les mêmes espèces
de maladies réunies, nous désirons, pour qu'on
sache à quoi s'en tenir sur les effets communs à la
plupart d'entr'elles et ceux qui sont particuliers à
chacune, qu'on soumette assez long-temps à l'action
des unes et des autres un certain nombre de maladies
de même caractère ou de nature différente. Les
hospices des villes voisines des Pyrénées fourniraient
les malades à de telles expériences. Un Inspecteur
ad hoc, instruit, zélé, désintéressé, que l'amour
de la science et de l'humanité guiderait exclusivement, dirigerait tous ces différens malades de
concert avec les médecins des diverses localités.
Deux mois durant et à l'alternative, il pourrait at-
tester leurs progrès, noter les incidents et les effets
heureux ou malheureux les plus remarquables,
même la spécialité de chaque source sur les divers
tempéramens ; et de ce tableau comparatif, où tout
serait fidèlement relaté, dans lequel les effets du
régime et les autres circonstances hygièniques seraient aussi appréciées, mais où ne figurerait pas
le moins du monde l'influence des prétendus amu-
semens qui font, dit-on, le seul mérite des eaux
minérales, résulterait la connaissance approximative
d'abord, puis certaine de l'efficacité de chaque
source, moyen unique, du reste, de faire cesser
la méfiance des malades ou leur incertitude ; l'incertitude aussi et la versatilité des médecins ; et

de les fixer sur la grande renommée de quelques fontaines et les prétentions outrées de beaucoup d'écrivains complaisans ou trompés, fondées tour-à-tour sur des observations douteuses, incomplètes, controuvées ou, peut-être, sur l'enthousiasme le moins réfléchi.

Nous n'ajouterons à ces données rien de ce qu'on trouve encore de réuni dans les montagnes, comme propre à seconder éminemment ou à modifier l'action de nos thermales, particularités généralement sues, mieux appréciées peut-être que cette action elle-même et qui nous dispenseront pour le moment, malgré vos désirs, d'entrer dans aucun détail sur l'hygiène des eaux, ni de vous parler de ces contrées à grandes émotions, sous le rapport de la prospérité publique et comme séjour d'agrément, préfé=rable surtout à bien d'autres pour les personnes riches et oisives.

Je suis, etc.

Masseube, le 8 juin 1835.

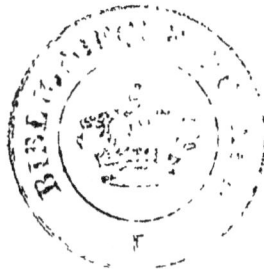

www.ingramcontent.com/pod-product-compliance
Lightning Source LLC
Chambersburg PA
CBHW032310210326
41520CB00047B/2626